治療家が知りたがる
腰痛改善法

＼1日5分／
「3つの体操」で
体の重心を変えるだけ

酒井 隼
理学療法士

コスモ21

カバーデザイン◆中村　聡
本文イラスト◆宮下やすこ

はじめに　身体重心の移動で腰痛が劇的に改善

私は、今までに5万人以上の方のリハビリと施術を行なってきました。

私が理学療法士として働き始めたころは、腰痛を訴える患者さんをなんとしても治したいという熱い思いで、痛みを訴える腰をひたすら治療していました。腰が痛いのだから、腰を徹底的に診ることで改善を図ろうと考えていたのです。

しかし、今は大きな間違えだったと痛感しています。なぜなら、**いくら腰の改善に取り組んでも状態が良くなるのは一時的**だからです。2、3日経つと、また腰痛がぶり返してしまいます。リハビリの施術を行ないながら、そのときだけ改善すれば本当にそれでいいのか、このままでいいのか、ずっと疑問を抱えていました。

そんなとき、40代で出産し、腰痛で悩んでいる方に出逢いました。この女性は、産後に体型が戻らず、いつも腰痛があるといいます。その場で腰に治療をしましたが、一向に改善しません。一時的にも改善しないのはなぜなのか、私はすごく悩まされました。

あらゆる可能性を検討しつくしたところで、気づいたことがあります。もしかしたら、産後、身体の重心の位置が本来の位置に戻っていないのではないか。

それまで数多くのリハビリや施術を行なっていましたが、なぜか身体の重心の位置に関心をもつことはまったくありませんでした。その後、**身体の重心の位置について徹底的に研究していくと、腰痛と驚くほど密接に関係している**ことが明らかになってきたのです。

そして、腰痛を改善するもっとも効果的な方法は、本来の位置からズレてしまった身体の重心の位置を本来の位置に動かすことだったのです。

この40代の女性も、身体の重心を前方に動かすことで、腰痛が劇的に改善しました。

それからは、いろいろな治療院に通っても腰痛が改善しないという方や、毎月1回はぎっくり腰になるという方、腰が痛くて杖を使っていた方……じつにさま

身体重心の位置が決め手

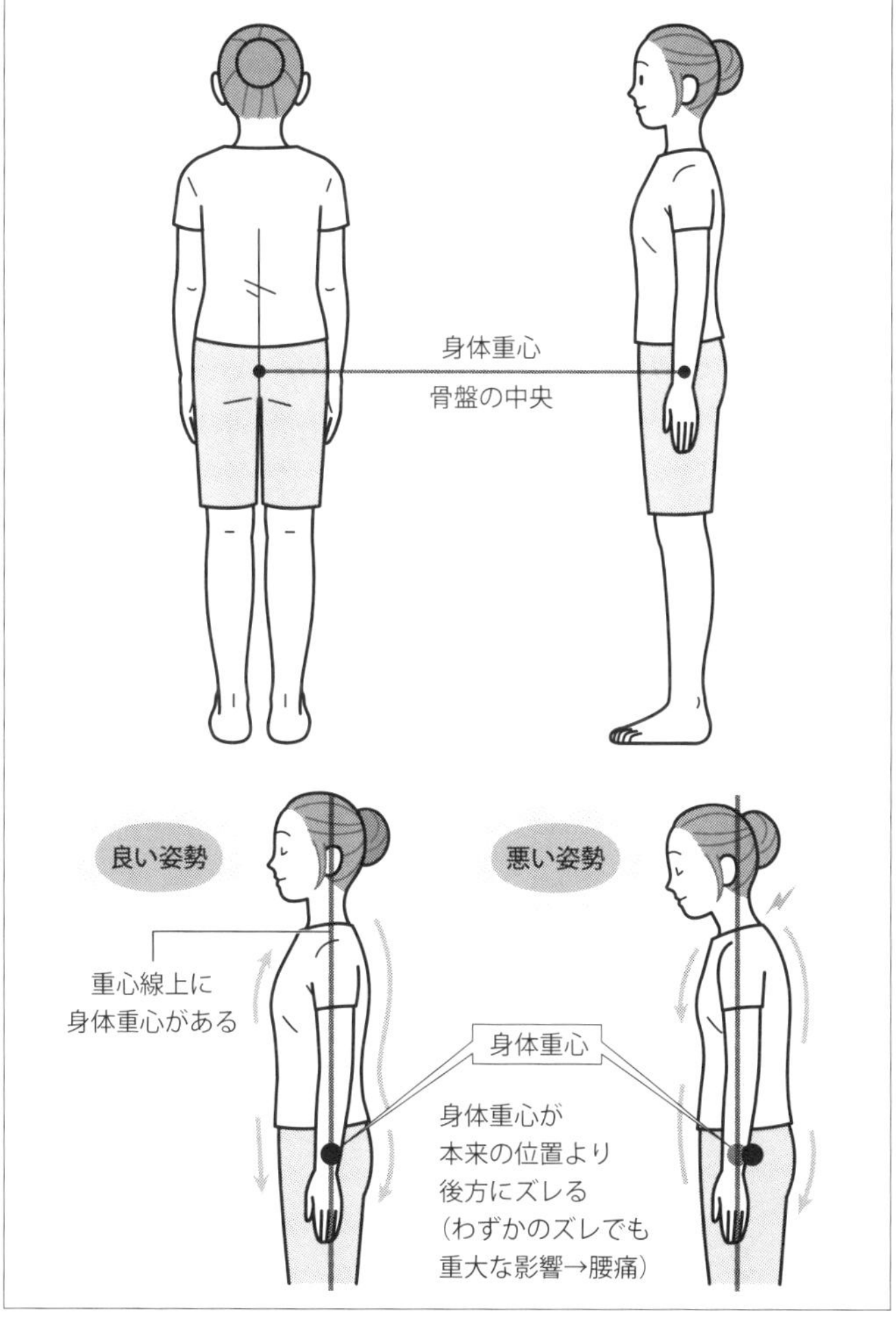

良い姿勢

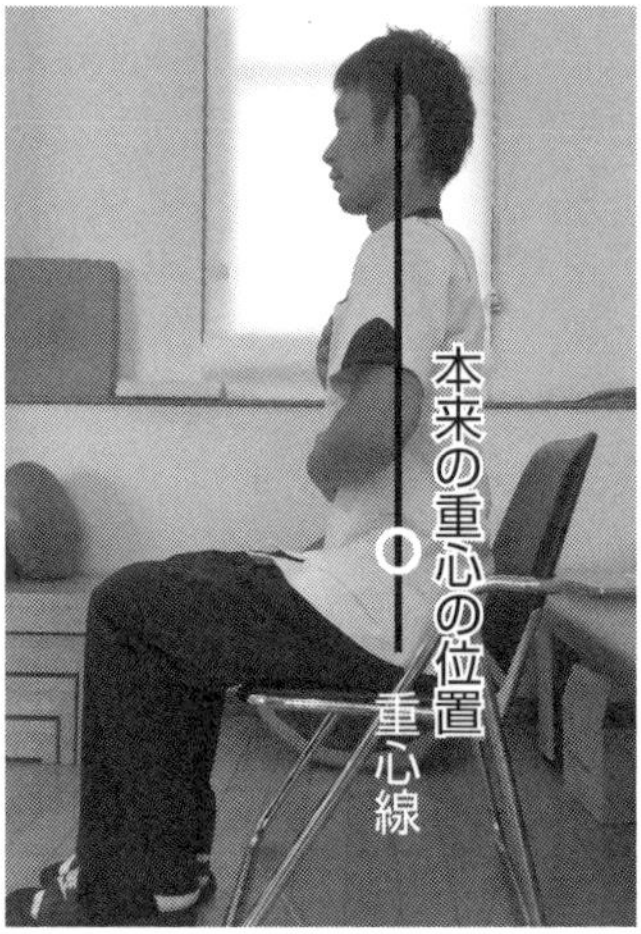
本来の重心の位置
重心線

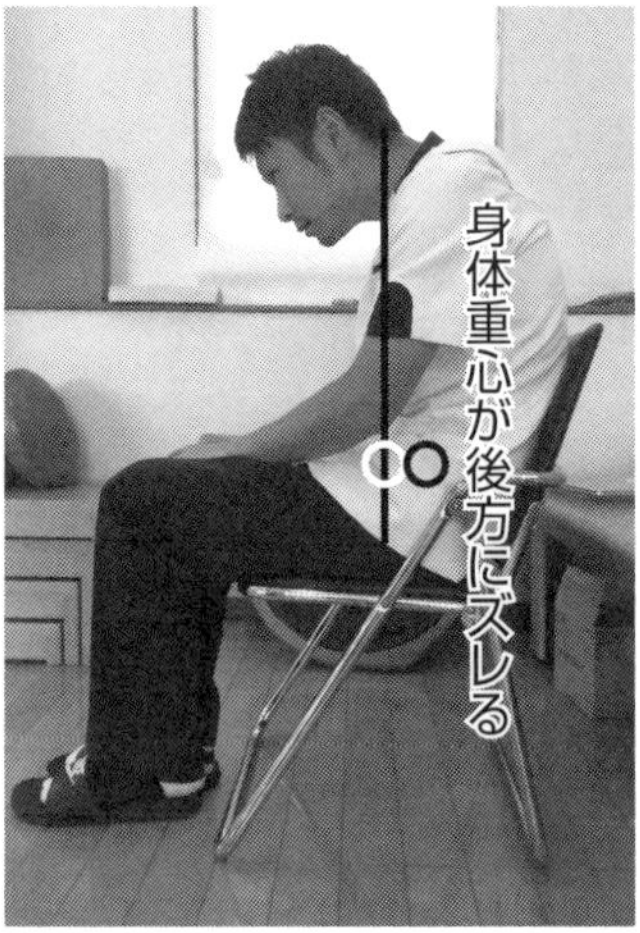
身体重心が後方にズレる

悪い姿勢

ざまなタイプの腰痛を抱えた方が改善される事例が増えていきました。

私は普段、施術をしながら、身体の重心が後方にズレていることに腰痛のいちばんの原因があること、その重心を前方にちょっと動かすだけで腰痛が劇的に改善することを説明します。日常生活の中で身体の重心を意識してもらうためです。

そして、自宅で誰でも簡単にできる「3つの体操」を1日5分、1週間単位で行なってもらいます。たったこれだけで腰痛がぶり返さない身体に変わっていきます。すでに実践しているたくさんの方たちを見ていますと、よほど重度の腰痛でないかぎり、私が直接施術しなくてもこの**「3つの体操」を行なうだけで腰痛改善や再発予防ができる**こともわかってきました。しつこい肩こりが改善したという方もたくさんおられます。

このことをもっと広く腰痛や肩こりで苦しんでいる方たちにお伝えしたい。治療家の方たちのお役にも立ちたい。このような願いから、本書を執筆することにした次第です。

治療家が知りたがる腰痛改善法
1日5分「3つの体操」で体の重心を変えるだけ……もくじ

1章

現代人の腰痛が増えている本当の理由

2章

身体重心を知るほど腰痛の正体が見える！

3章

腰痛・肩こりは身体重心の前方化で楽々改善！

4章

身体重心が簡単に前方化する1日5分「3つの体操」

5章

これが二度と痛みを起こさない身体作り

1章

現代人の腰痛が増えている本当の理由

姿勢が悪いと腰痛や肩こりが起こりやすい

日本では腰痛で苦しんでいる人がほぼ3000万人いるという推計がありますが、その約85%は、画像検査などを受けても原因を特定できないと診断される非特異的腰痛といわれるものです。

私は長年、理学療法士として運動機能の維持や改善のためにさまざまな施術に取り組んできました。そのなかで、腰痛に苦しんでいる方があまりに多いことに驚かされました。

デスクワークで慢性的に腰が痛い、朝起きがけに急に腰が痛くなる、荷物などを持ち運ぶとお尻から足にかけて坐骨神経痛のような痛みがあるなど、その症状は数え上げたらきりがないほどいろいろです。

私が専門にしている理学療法は、身体の失われた能力を回復することが目的で

腰痛の分類と頻度

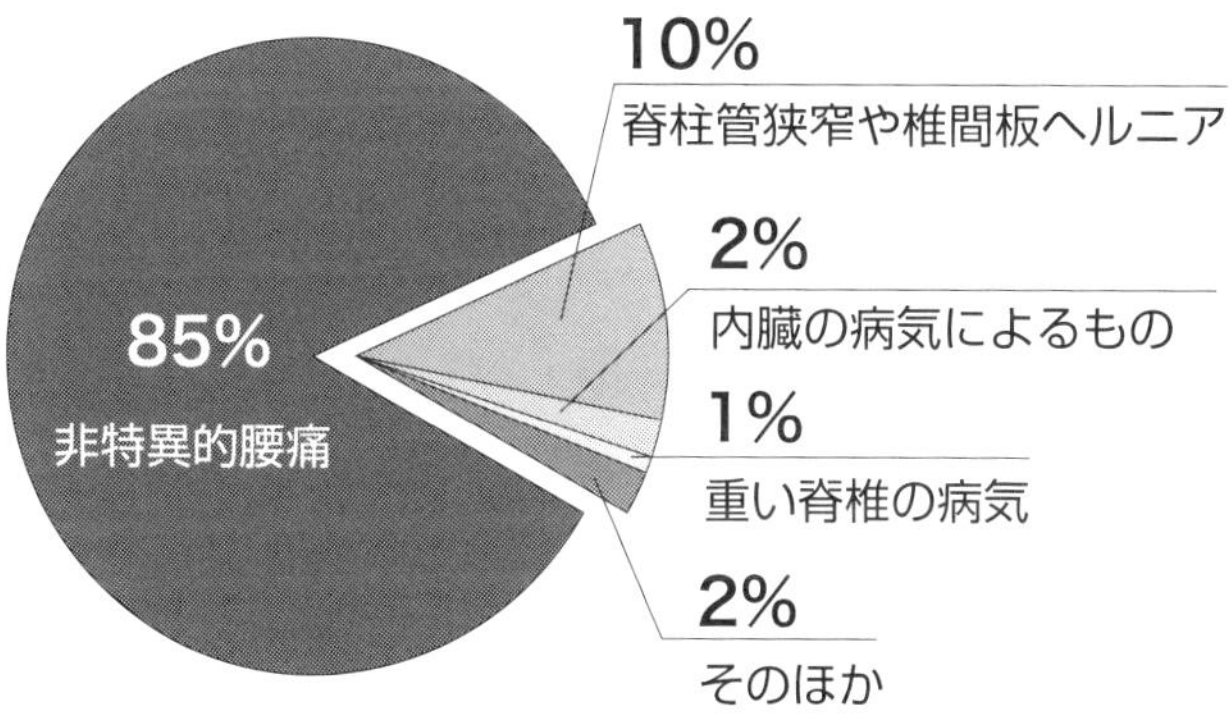

（出典：『非特異的腰痛の運動療法』（荒木秀明　医学書院）

すが、腰痛については少しでも痛みが和らぐように施術を行ないます。しかし、「はじめに」でも述べましたが、これによって一時的には改善できても、しばらくすると、また腰痛が出てくることがあまりに多いのです。

本当の原因はどこにあるのだろうか、理学療法ならばどんな運動療法や物理療法が適しているのだろうか、施術を行ないながら研究を重ねました。そのなかで、原因不明とされる腰痛のメカニズムが見えてきたのです。

そのメカニズムのポイントは身体の重心の位置です。結論からいいますと、ほとんどの腰痛の原因は現代人特有の生活スタイルがもたらす「身体重心の後方化」にあります。

読者のみなさんのなかには、「身体重心」という言葉をはじめて耳にされる方も多いでしょう。専門的に「重心」を説明しようとするとなかなか難しい話になるのですが、ここでは「重さ的にバランスのとれる点」と理解しておいてください。身体重心の場合は、身体全体が重さ的にバランスがとれる点ということになります。

均質で形が一定の物なら重心がどこにあるかはわかりやすいでしょうが、身体の場合は構造が複雑ですし、人によって姿勢はまちまちです。とくに姿勢によって、身体重心の位置は違ってきます。姿勢の状態で身体重心の位置は決まると言っていいくらいなのです。

よく、この姿勢は身体にいいとか、あの姿勢は身体に悪いと言ったりしますが、悪い姿勢といえば、猫背の姿勢や前屈みの姿勢が思い浮かぶのではないでしょうか。

「はじめに」に掲載した図をもう一度掲載します（19頁参照）。

姿勢がスッと伸びている人の身体重心は頭から腰に向かって真下に伸ばした線（重心線）の上に位置します。ところが前屈みの人の場合は、頭から真下に伸ばした線（重心線）より身体重心が後方に移動しているのがわかります。

下の図は、良い姿勢と悪い姿勢を比べたものです。背骨が大きく後方にずれているのと骨盤が後傾しているのがわかります。この状態では、身体重心も後方に移動してしまいます。

姿勢がいいとか姿勢が悪いというときは、見た目で判断しがちですが、いちばん重要なのは、身体重心がどこにあるかなのです。

姿勢が悪いと腰痛や肩こりが起こりやすいという話は聞かれたことがあると思います。でも、どうしてそうなるのかをうまく説明することは難しいでしょう。しかし、**身体重心に注目すると、これが後方に移動してしまうことで腰痛や肩こりが起こっていることがよくわかります。**

そもそも腰痛とは、腰部と言われる部分に生じる痛みを指します。21頁の図は腰部も含めた背骨（脊椎）の構造図です。S字カーブになっている背骨（脊椎）は椎骨と呼ばれる骨が並んでいて、上から7個の頸椎、12個の胸椎、5個の腰椎があり、さらにその下には仙骨、尾骨があります。

これらの椎骨は、その間にある椎間板と呼ばれる線維軟骨で連結され、それぞれが関節の働きをします。それによって、身体を前後左右に動かすことができるのです。

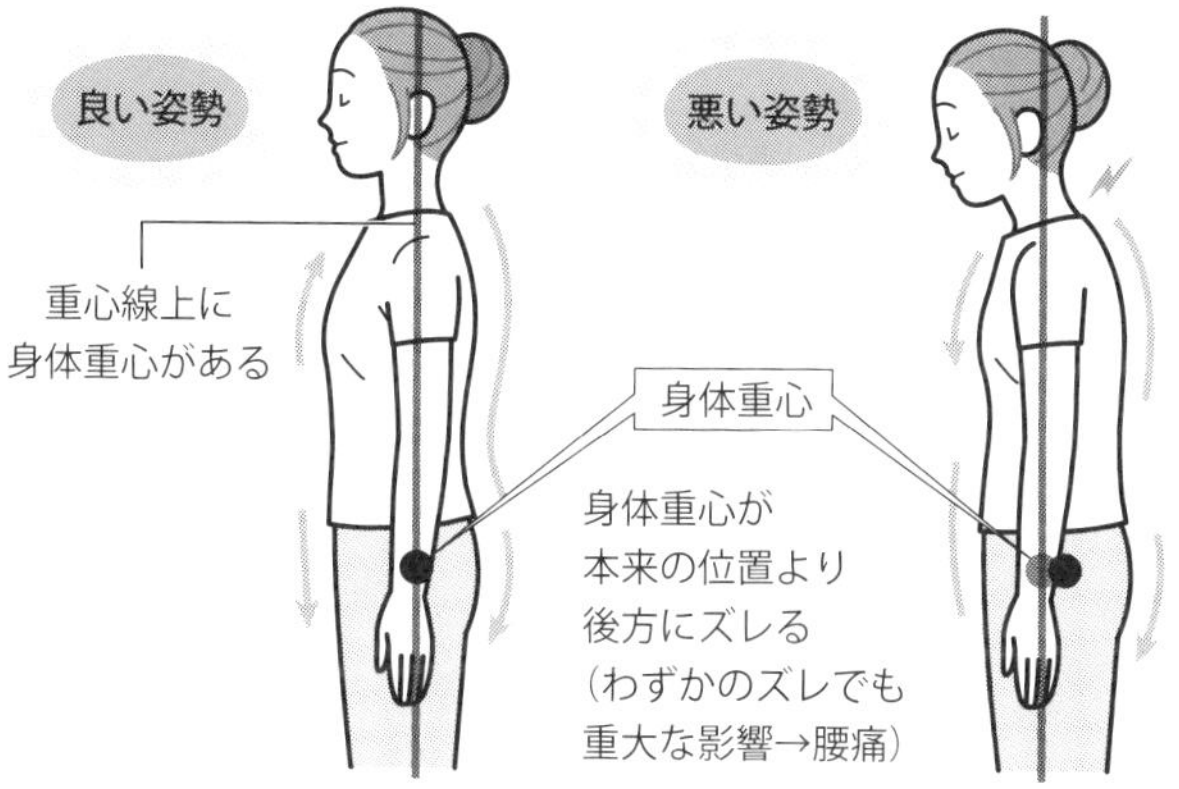
良い姿勢
悪い姿勢
重心線上に
身体重心がある
身体重心
身体重心が
本来の位置より
後方にズレる
（わずかのズレでも
重大な影響→腰痛）

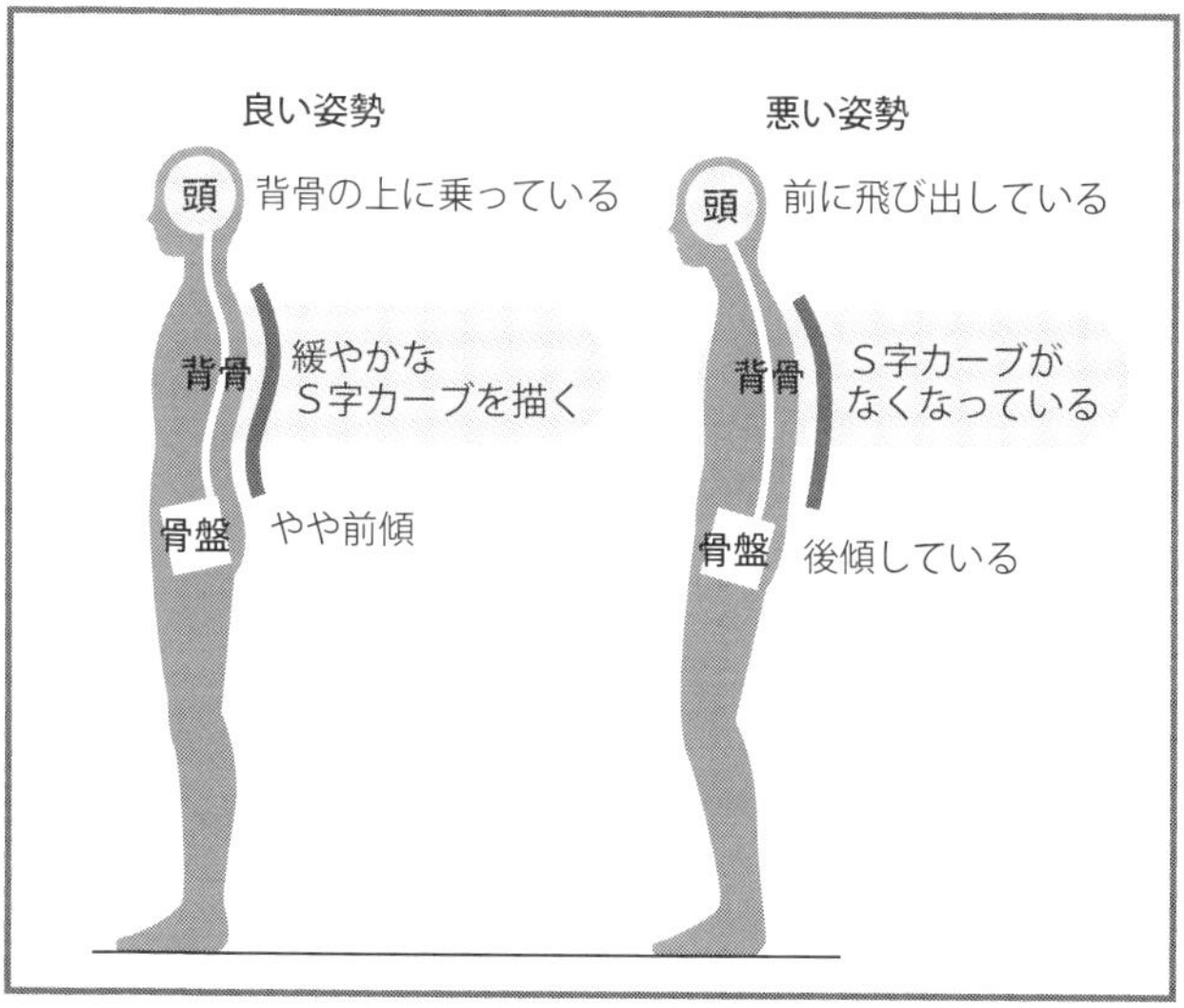
良い姿勢
頭
背骨の上に乗っている
背骨
緩やかな
S字カーブを描く
骨盤
やや前傾
悪い姿勢
頭
前に飛び出している
背骨
S字カーブが
なくなっている
骨盤
後傾している

身体の動きの中でもとくに重要なのが前屈みや後ろ屈みで、その動きを担う中心が5つの腰椎からなる腰の関節の動きです。この関節がスムーズに動くと腰の動きもスムーズになります。

23頁の図1は、それをイメージ化したものです。歯車と歯車が連結した腰部の関節だと思ってください。歯車が徐々に動いてスムーズに傾いていっています。ところが図2の歯車は動きがぎこちなく、傾けようとすると歯車に負担が大きくなります。

腰部の関節の場合も同じです。腰椎と腰椎が連結している関節の動きがスムーズだと前屈みや後ろ屈みをしても腰に負担はかかりません。ところが、**背骨のS字カーブが変化して身体重心が後方化してしまうと、腰部の関節にかかる負担が大きくなり、この関節運動が不安定になり、ついには腰痛を発症する**ことになるのです。

ですから腰痛を防ぐには、腰部の関節運動が不安定になるのを防げばいいのです。それには、S字カーブの変化を防ぎ、身体重心が後方化しないようにするこ

背骨の構造

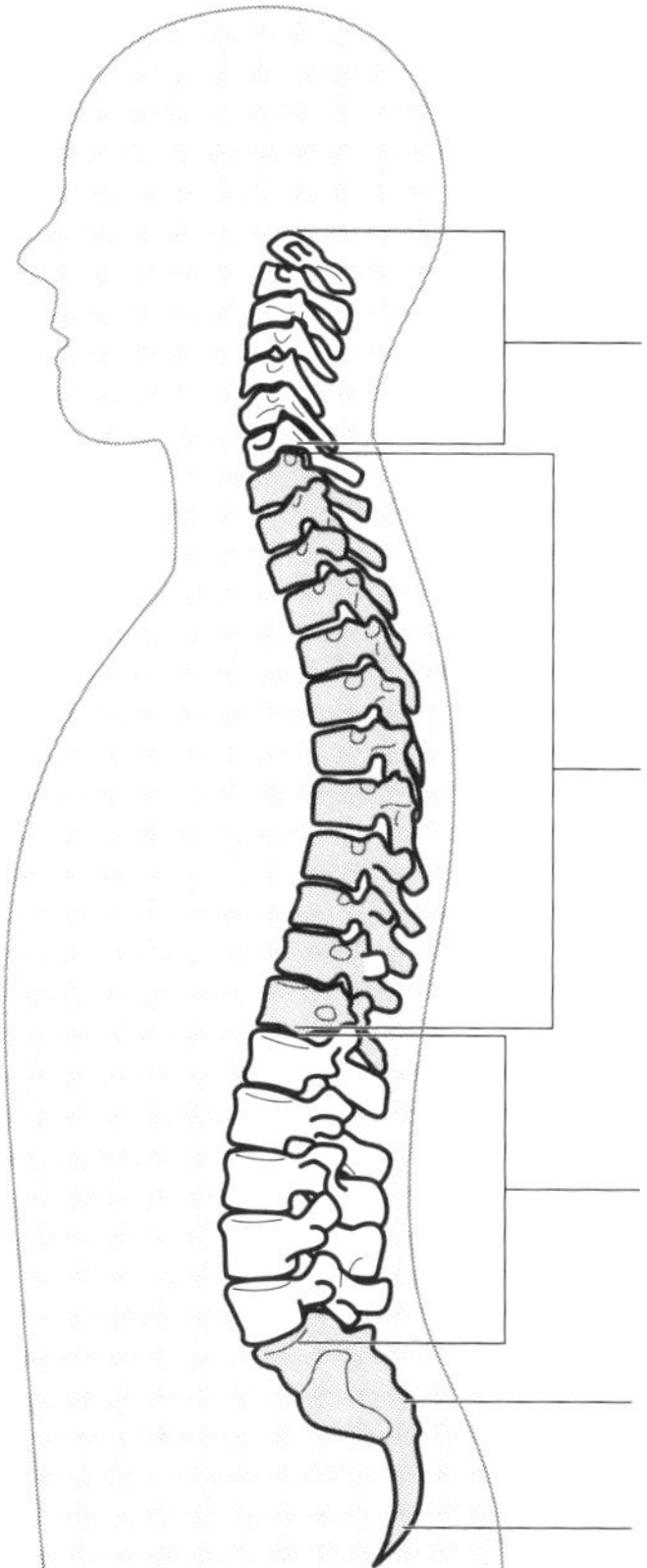

とがいちばん重要です。

もしすでに腰痛が生じているようなら、後方化してしまっている身体重心を前方化することが、いちばんの腰痛改善につながります。

身体重心が後方化すると腰の関節がスムーズに動かなくなる

この仕組みをもっとわかりやすくするために、私たちの身体の関節についてもう少し見ておきたいと思います。

関節には、感覚のセンサーが付いています。身体の動きのバランスが取れていれば、このセンサーは作動しません。ところが、身体の動きのバランスが悪くなると、関節の動きが大きくなり、関節により大きな負担がかかります。そのとき、関節の感覚のセンサーが発するサインこそ痛みなのです。**とくに腰痛は身体重心が後方化して腰の関節である腰部でこの現象が起こったとき生じる痛みなのです。**

身体の動きのバランスが取れていると、腰部の関節に過度な負担がかかること

腰椎の動き

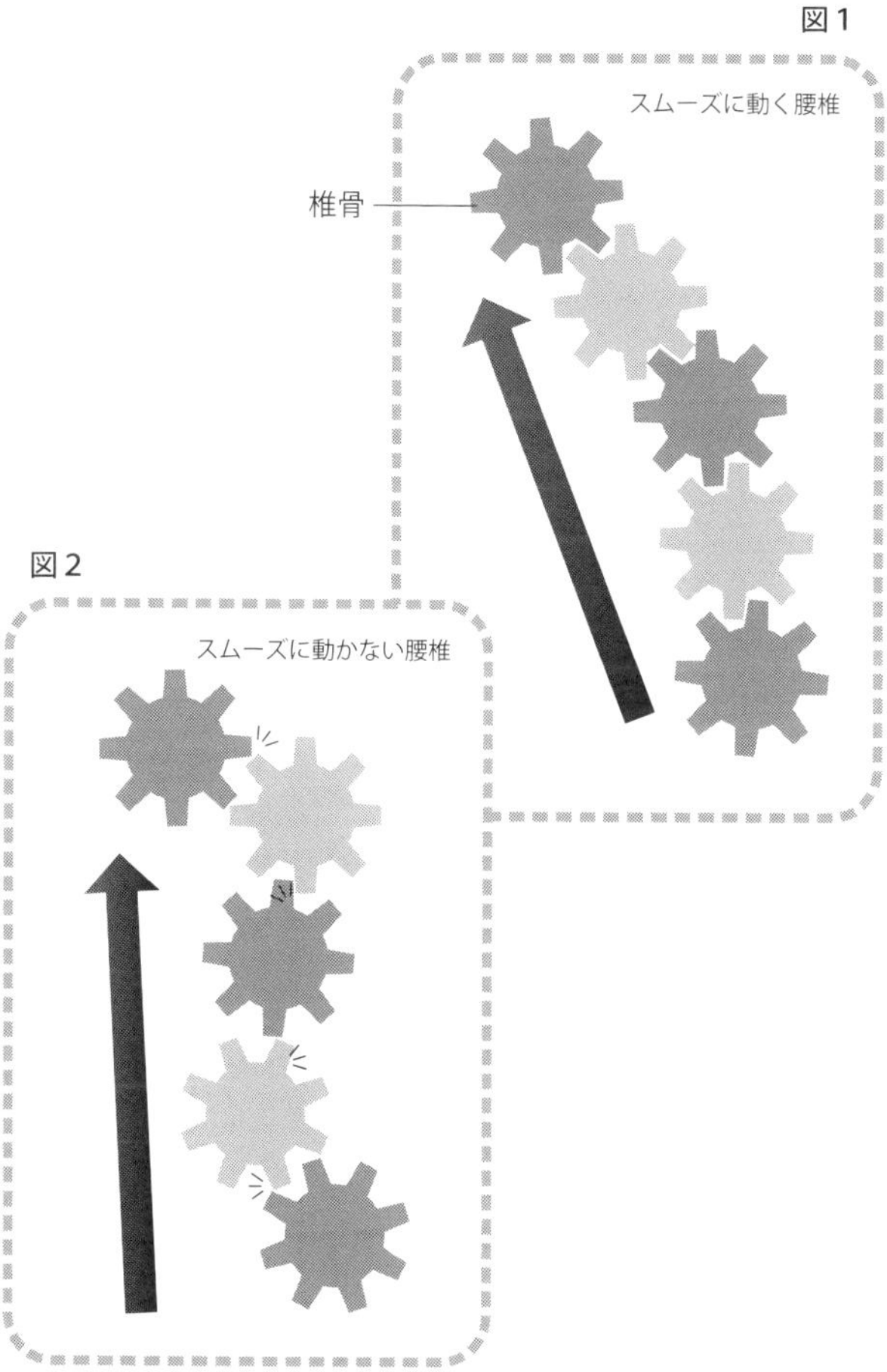
図1
スムーズに動く腰椎
椎骨
図2
スムーズに動かない腰椎

はなく、専門的には「安定した関節運動」になります。もちろん、関節の感覚のセンサーが痛みのサインを出すこともありません。痛みがなくて気持ちよく腰を動かすことができるのです。

逆にいいますと、腰痛が起こるのは腰の関節が「不安定な関節運動」になり、感覚センサーが痛みのサインを出している状態のときです。

ですから、腰痛を改善する最大のポイントは「不安定な関節運動」の状態を「安定した関節運動」の状態に改善することだともいえるのです。

私たち人間の身体は成人で200個以上の骨が組み合わさって出来ています。その一つひとつの骨と骨を連結させているところが関節で、成人ですと全身に約260個もあるといわれています。何気ないひとつの動作も、これらの関節がスムーズに動くことで可能になっているのです。

たとえば、肩を上にあげる動作の場合は、肩の関節だけでも5つ、さらに胸郭や脊柱などにあるさまざまな関節が連動することで可能になります。

とはいっても、私たちは個々の関節運動を意識して操作しているわけではありません。身体のほとんどの組織が意識しなくてもオートマチックに動いているのと同じです。

たとえば歩くとき、私たちは膝関節を意識して動かしているから歩けると思うかもしれませんが、そのほかのたくさんの関節が自動的に連鎖して動くことで歩けているのです。

腰の動きや肩の動きも同じです。腰は腰の関節、肩は肩の関節の動きだけで動かせるのではないのです。たくさんの身体の関節も連動してスムーズに動くことが必要なのです。

このことは、腰痛を理解するときにも当てはまります。**腰痛が発生している腰部の関節だけの問題ではなく、この関節がほかの関節とうまく連動して動いているかどうかも問題になります。**ですから、腰部だけにいくら施術しても腰痛は改善しないのです。

積み木にたとえてイメージするとわかりやすいと思います。27頁の図にある人の形をした積み木を想像してみてください。

図の右上にある積み木は頭から足までいくつかのピース（骨だと思ってください）が上下にまっすぐ積み重なっていて安定しています。積み木には関節はありませんが、関節のようなつなぎ目でピース同士がつながっているとします。それによって、どれかのピースが少しぐらい動いても、すぐに元の状態に戻ることができます。

ところが、左にある積み木はたまたま横から加わった力でズレたままになり、つなぎ目の関節の動きが悪くなって、元に戻れなくなっています。この状態でもなんとか崩れるのを防ごうとすると、つなぎ目の関節には余分な負担がかかり続けます。

図の積み木には人体が描かれています。腰はいちばん要となる関節で、積み木の腰にあたる部分のピースがずれると、そのつなぎ目の関節にはかなり大きな負担がかかることになるでしょう。

そのうちに、右下の積み木のように上部にある積木がさらにズレてくると、腰

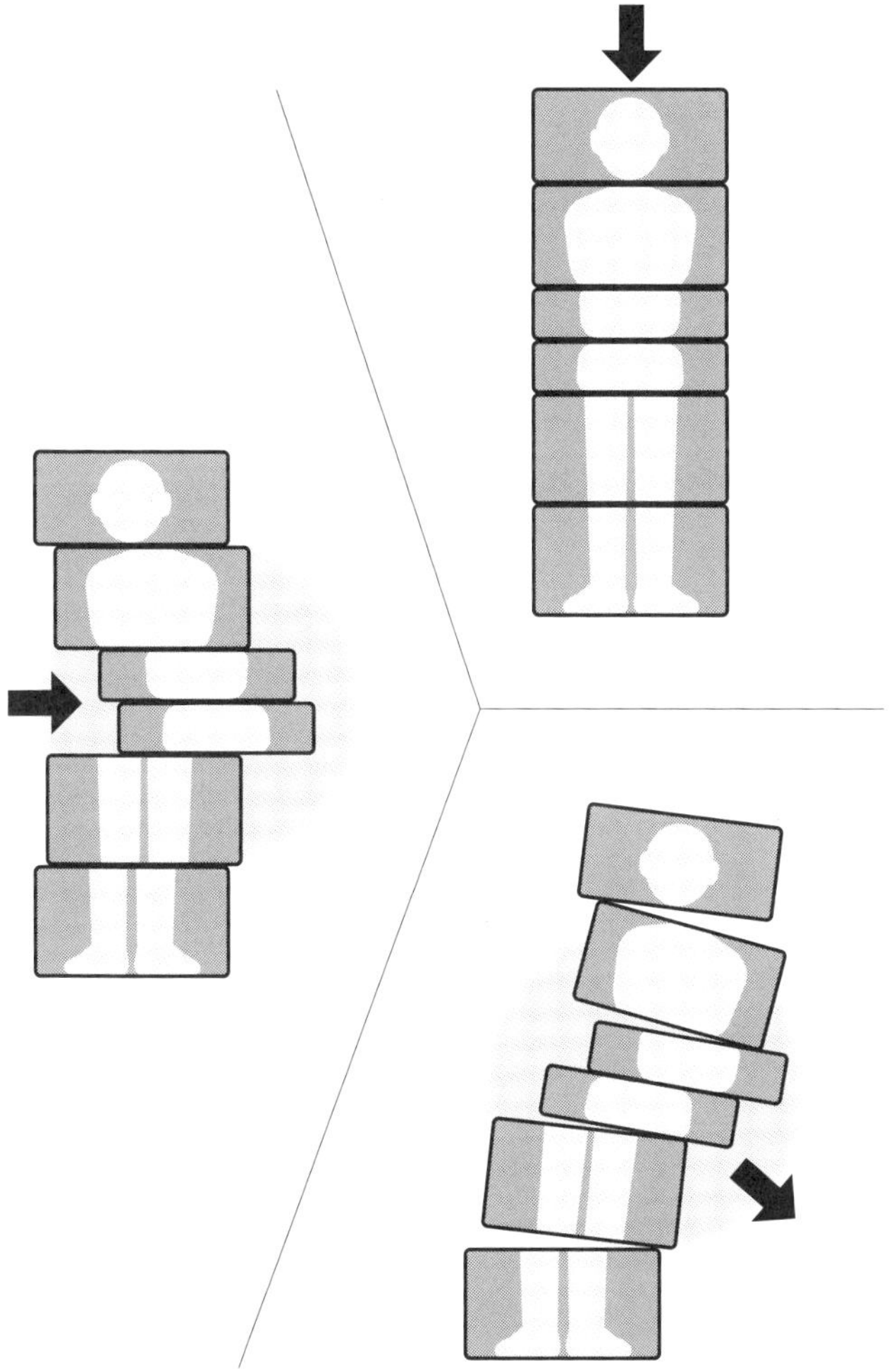

部にある積木のつなぎ目の関節には耐えきれないほどの負担がかかってきます。これが、腰が悲鳴をあげて腰痛を発生する状態なのです。

私が施術したなかに、こんな方がいました。この方は40代で、事務のお仕事をしている方でした。10年前から慢性的な腰痛に悩まされているとのこと。身体を診ると、座っている姿勢が悪く、腰椎の5番目（腰関節の最下位）が大きく後方にずれていました。その結果、座っている状態から立ち上がるときや、朝起きるときに腰痛が強く生じていました。

腰椎の5番目に施術を行ないましたが、同時に、**後方にズレてしまっていた身体重心を前方に移動するための「3つの体操」を1週間単位で行なってもらうことにしました。**自宅でできるとても簡単な体操で、フェイスタオル一本で行なうことができます（78～80頁参照）。

また、お仕事のときは、1時間に1回立ち上がって、腰椎と胸椎（胸の後ろの背骨）を前に出す運動をしてもらいました。

その結果、10年間慢性的に生じていた腰痛が2週間後にはまったく無くなってしまったのです。

腰部の関節運動が不安定になる原因は3つ

骨や関節には痛みのサインを発する感覚センサーがあるとお話ししましたが、そのサインを脳に伝えるのは神経です。

腰痛も同じです。腰で察知された痛みのサインが神経を通して脳に伝わることで「痛い」と感じるのです。

じつは、痛みには大きく3つの種類があります。

ケガや火傷をしたときの痛みと、坐骨神経痛のように神経に障害があるときの痛み、脳の認知異常によって生じる痛みです。

腰部の関節運動が不安定になることで生じる腰痛については、ケガや火傷をしたときの痛みと同じ種類に分類されます。

腰部の関節運動が不安定になりズレが生じる原因も大きく3つあります。

(1)身体を支える骨が狂ってしまう
(2)身体の重さを支える筋力が低下する
(3)骨と筋肉の働きを統合する脳の機能が低下する

それぞれについてお話しします。

まず(1)についてお話しします。

私たちの身体は、足腰や上半身の骨によって支えられています。なかでも、上半身を直接支えている背骨は、上半身の重さをもっとも効率よく安定して支えるためにS字カーブ様になっています。

家の柱はまっすぐですから、背骨もまっすぐでいいようですが、それでは身体が衝撃を受けたとき、うまく吸収できません。S字カーブ様になっていることで、身体への衝撃を吸収できるのです。

たとえば、川などに架かっている吊り橋をイメージしてみてください。吊り橋はあえてカーブをつくることで、吊り橋の重さを分散し、さらに人や物が橋を渡

背中のカーブと吊り橋のカーブは同じ原理

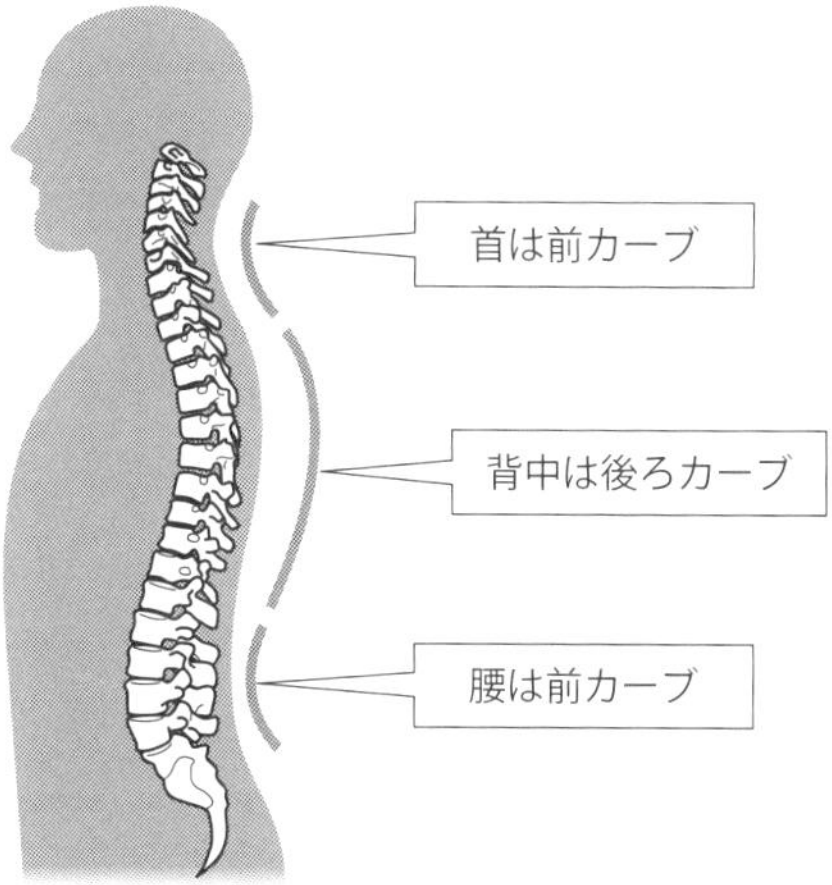

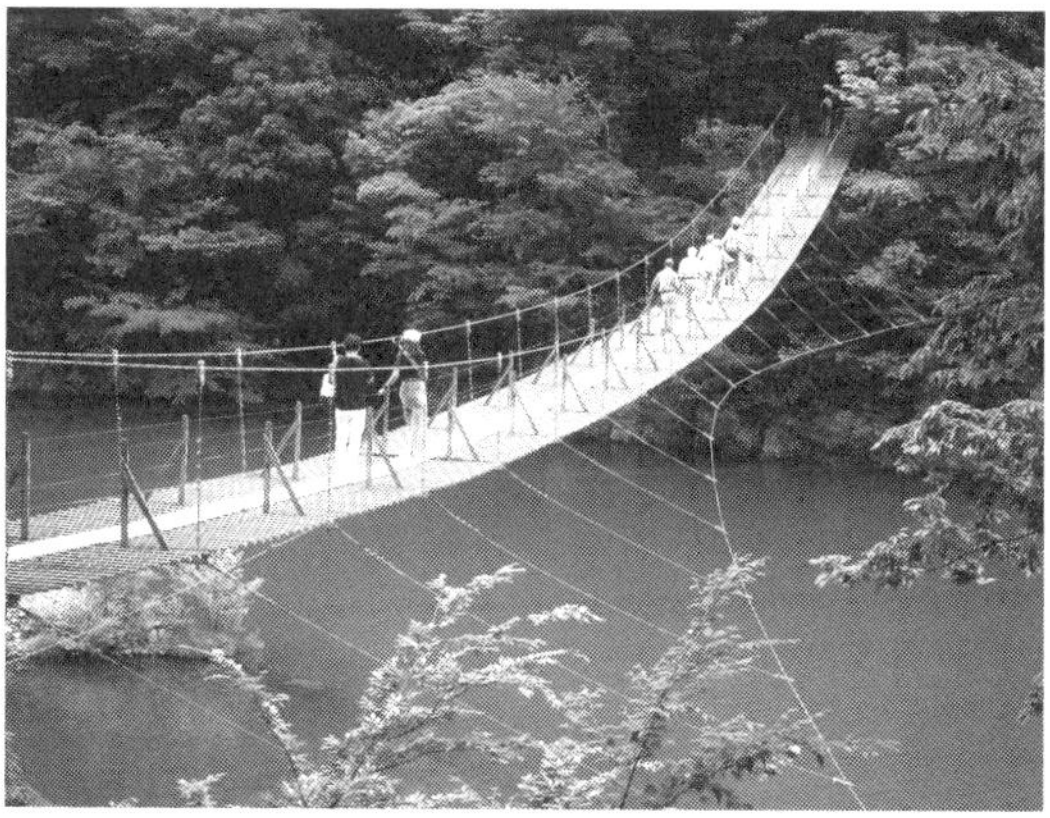

るときに生じる衝撃や振動を吸収するようになっています。

背骨も同じ原理で、S字カーブに湾曲しています。首の骨は前たわみに湾曲し、胸の後ろの骨は後ろたわみに湾曲し、腰の骨は前たわみに湾曲しています。

このように3つの湾曲があることで、腰部の関節と他の関節がスムーズに連動して動くことができ、身体の重さを上手に支え、さまざまな衝撃を吸収できるようになっているのです。

背骨がこのような状態になっていれば、腰をはじめとする関節運動は安定し、腰痛が生じることはありません。

ところが、**S字カーブに狂いが生じると身体重心は後方にズレて、とくに腰部の関節運動が不安定になります。それがひどくなると、腰痛が生じることになるのです。**

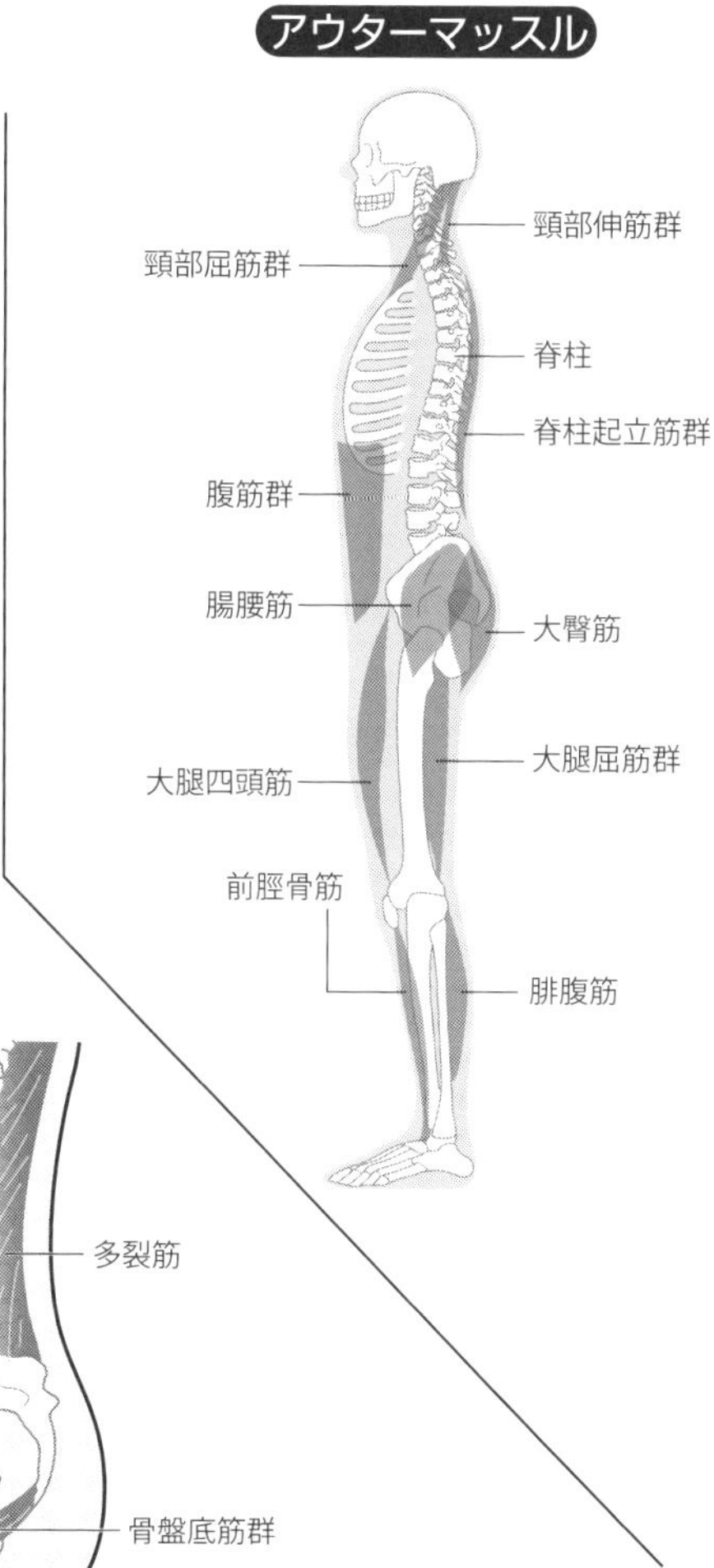
アウターマッスル
頸部伸筋群
頸部屈筋群
脊柱
脊柱起立筋群
腹筋群
腸腰筋
大臀筋
大腿屈筋群
大腿四頭筋
前脛骨筋
腓腹筋

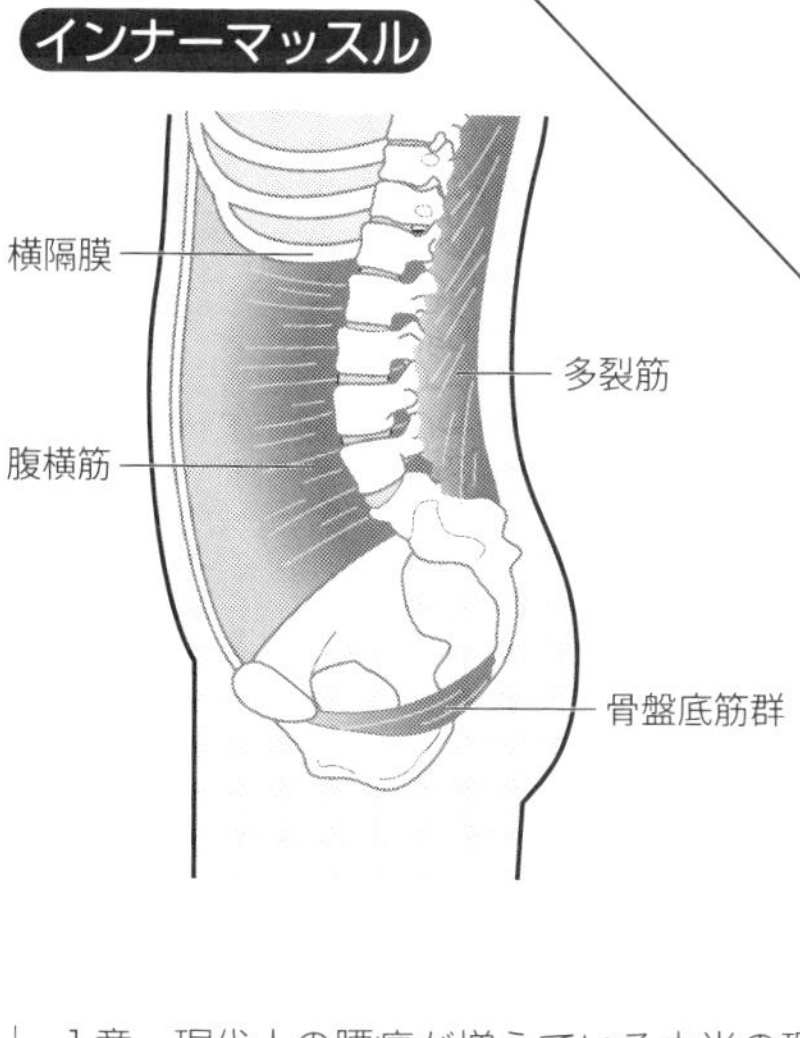
インナーマッスル
横隔膜
多裂筋
腹横筋
骨盤底筋群

次は(2)についてです。筋肉には大きく2つの働きがあります。

1つは、手を動かす、足を動かす、腰を動かすなど身体を動かす働きです。主にこの働きをする筋肉はアウターマッスルといわれたりします。

もう1つは、関節を固定して安定させたり、身体の重さを支えたりする働きです。この働きをする筋肉はインナーマッスルといわれたりします。

じつは、**身体の重心が後方にズレるとこの筋肉の働きが低下してしまい、腰部を含めた身体の関節運動はますます連動しにくくなります。それによって腰部の関節への負担が大きくなっていき、腰痛が生じやすくなるのです。**

最後に(3)についてですが、骨と筋肉の働きがうまく連動して関節の動きをスムーズにするのが脳です。脳という司令塔が、骨と筋肉の働きのバランスを調整することで身体の動きは安定するのです。

たとえば、立っている状態を考えてみてください。この状態を保つときも脳が大きく関わっています。

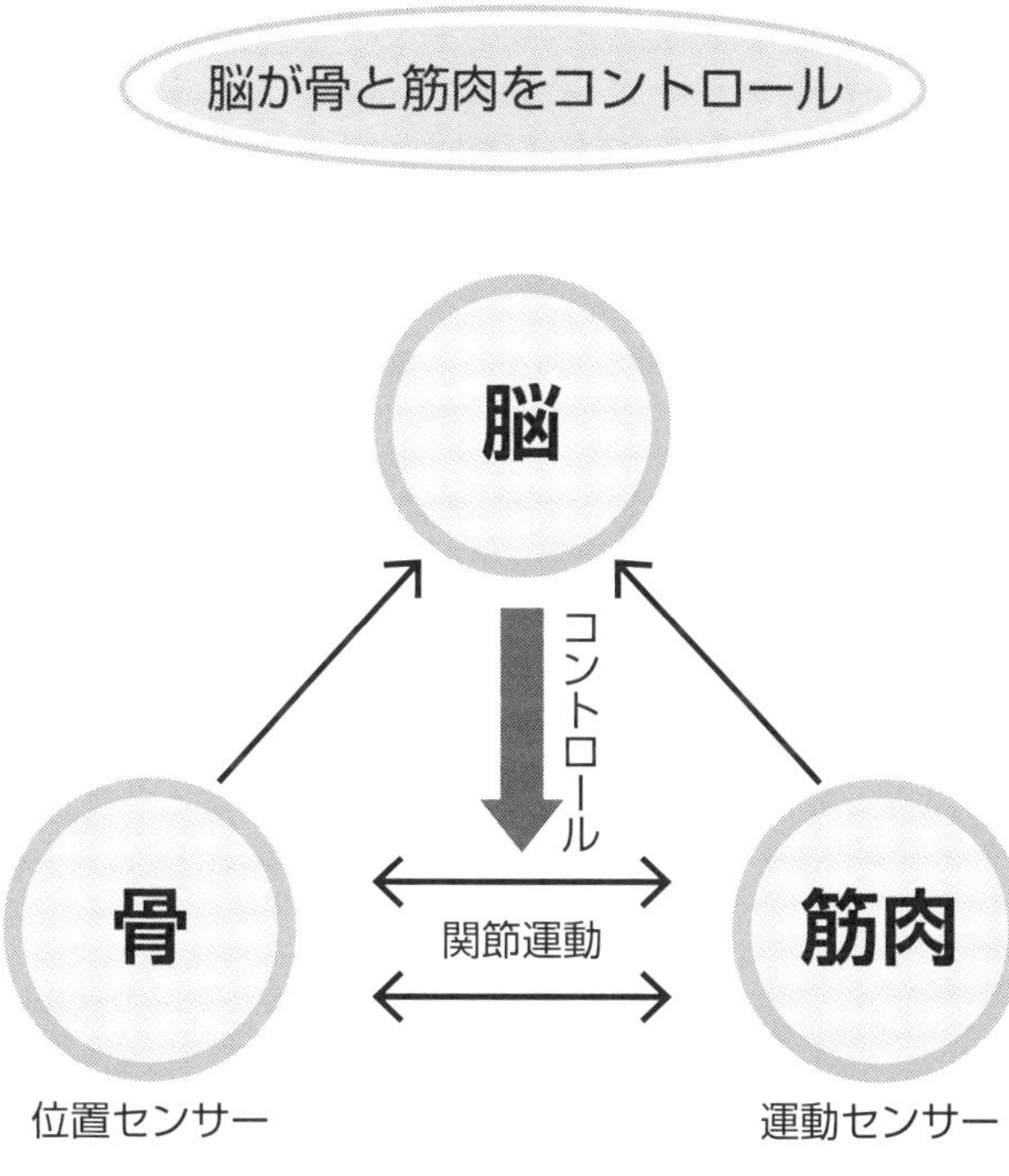
脳が骨と筋肉をコントロール
脳
コントロール
骨
関節運動
筋肉
位置センサー
運動センサー

私たちは簡単に立っていると思いがちですが、**司令塔である脳が骨の位置を知らせる感覚センサーからの情報と、筋肉の運動センサーからの情報を調整しコントロールする**ことで関節運動を整え、立っている状態を無意識に可能にしているのです。

この脳の機能がうまく作用しないと身体の関節運動はうまく連動しなくなります。

このように、身体の関節運動、とくに腰の関節運動が安定するには、背骨がS字カーブを保っていること、身体を支える筋肉が働いていること、そして骨と筋肉の働きが脳によってうまくコントロールされていることが必要です。

そのことがもっとも端的に現われるのが「身体重心」の位置なのです。

身体重心のズレこそ腰痛のいちばんの原因

ここからは、身体重心の位置がズレることが腰痛のいちばんの原因になることを具体的にお話しししていきます。

腰痛は、ほとんどの人が一生に一度は経験する痛みです。この痛みが出たときのことを思い出してみてください。どのような状態だったでしょうか？

何か物を持って動いたときかもしれません。立った状態で振り返ったときかもしれません。立ち上がろうとしたときかもしれません。いずれにしても、**重力に対して身体重心を変化させたときに痛みが生じている**ことは間違いありません。

ここでは身体重心をよりイメージしやすくするために、立った状態で前屈みをするときのことを考えてみます。

よく身体の柔軟性を見るために、立った姿勢で上体を前屈みにして手が床に付くかどうかを見ます。このときの身体は本来、上体が骨盤から曲がっています。その曲がっているところに身体重心があります。

この身体重心という身体の中心点が後方にズレているのが現代人に多く見られる特徴なのです。

オフィスでのデスクワークのときの姿勢、学校で授業を受けているときの姿勢、運転をしているときの姿勢、妊娠したときの姿勢などを想像してみてください。骨盤とみぞおちの後ろが大きく後ろに偏った状態になっていることが多いのです。

少しぐらい姿勢が悪くても、「身体が楽になるならいいではないか、何が悪いのか」と考えてしまいやすいものです。しかし、その姿勢によって身体重心の位置が変わってしまうとしたら、それは悪い姿勢なのです。

とくに現代人の姿勢は、骨盤が後ろ向きになる、身体重心が後方にズレる、腰椎が身体を支える力が低下するという状況を招きやすいのです。その結果、腰部の関節運動が不安定になり、そこにある感覚センサーが痛いという情報を脳に送るため腰痛が生じます。

このことをわからないまま、腰部を中心にいくら治療しても、腰痛を本当に解

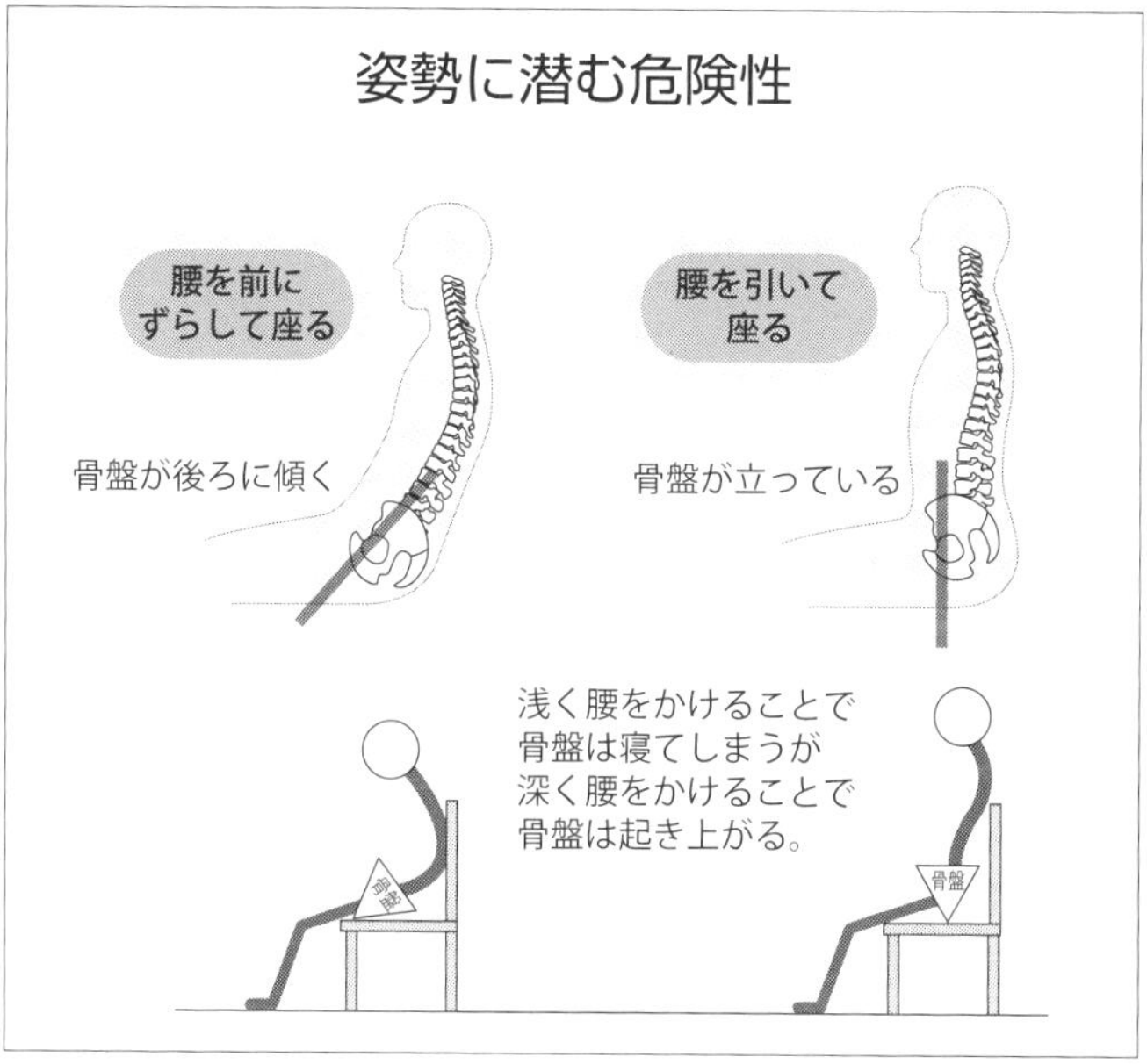

姿勢に潜む危険性
腰を前に
ずらして座る
骨盤が後ろに傾く
腰を引いて
座る
骨盤が立っている
浅く腰をかけることで
骨盤は寝てしまうが
深く腰をかけることで
骨盤は起き上がる。
骨盤
骨盤

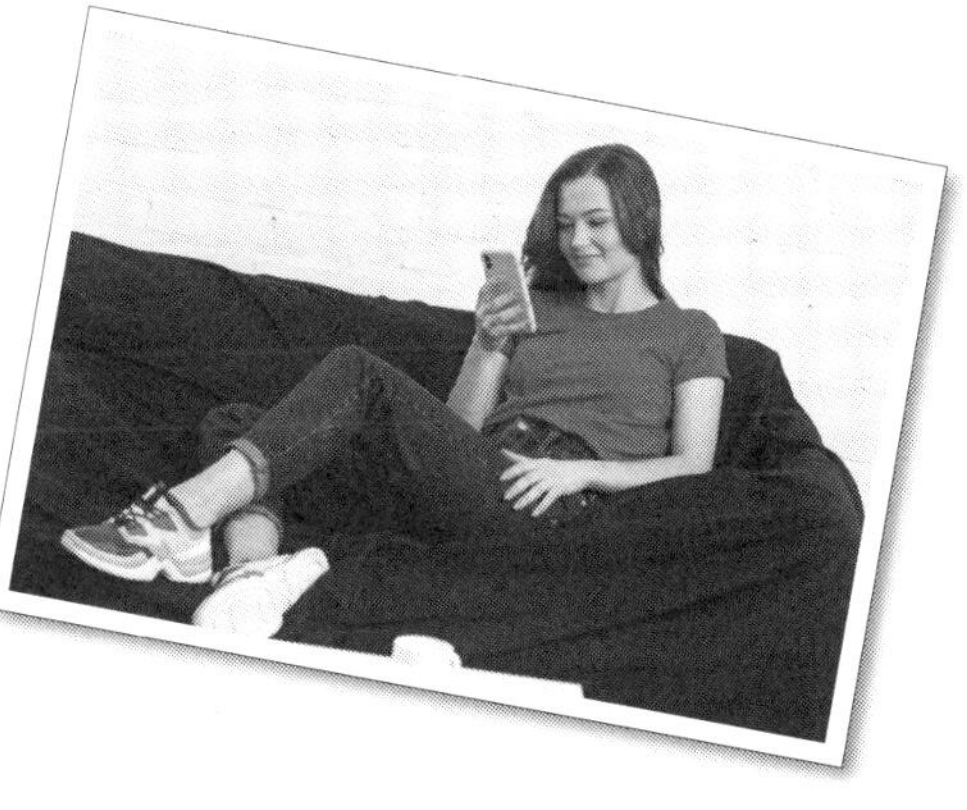

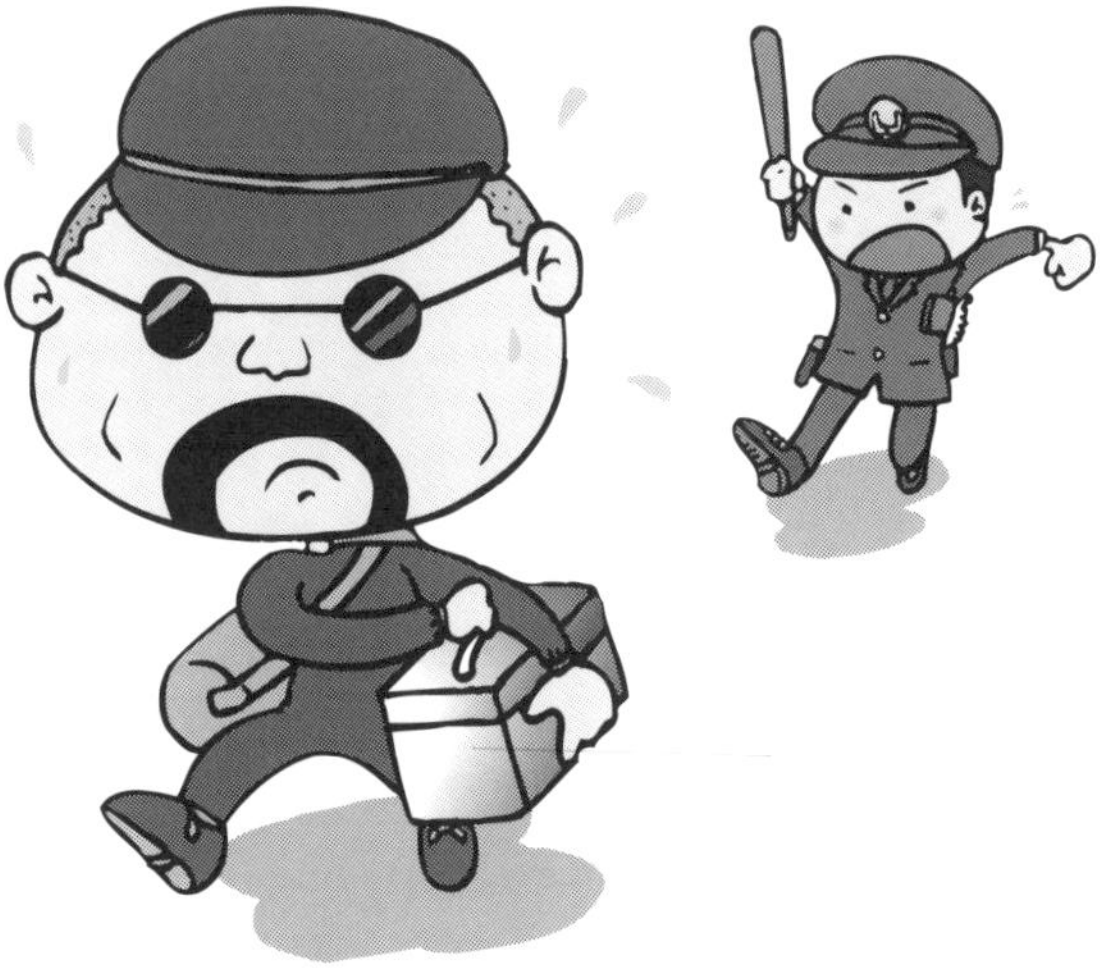

消することはできません。

たとえば、次々と被害者が出ている犯罪が起こっているときに、被害者を救済することはもちろん大事ですが、犯人を捕まえることができなければ新たな被害者が生まれてしまいます。被害をくり返さないためには、犯人を必ず捕まえなければなりません。

腰痛も同じです。**現代人に多い腰痛の真の犯人は身体重心が後方にズレていること（後方化）です。**この犯人を捕まえないかぎり、つまり身体重心を前方に動かして本来の位置に戻さないかぎり、腰痛という被害を本当に解決することはできないのです。

本書を読まれて腰痛のいちばんの犯人が身体重心の後方化にあることがわかったら、その身体重心を前方化するための3つの体操を試してみてください。

すぐに試してみたいと思われたら、この後の2章、3章を飛ばして4章を見てください。誰でも簡単に実践できる簡単な体操ですから、実際にやってみてください。

うまく効果を実感できたら、その後で「何でこの運動方法には効果があるのか?」と関心が湧くと思います。そのときに、2章と3章を読んでいただいてもいいと思います。腰痛の仕組みが見えてきて、さらに4章にある運動方法に前向きに取り組んでいただけると思います。

2章

身体重心を知るほど腰痛の正体が見える！

身体重心の位置が後方化すると腰への負担が増える

現代の生活は、座って仕事をしたり、座ってゲームをしたりと極端に座っていることが増えました。このように座ったままの姿勢は、身体にどのような影響を与えるのでしょうか。

座っている姿勢を支えているのは背骨と骨盤と筋肉です。6頁をもう一度見てください。上の写真は良い姿勢で、身体重心が本来の位置にあります。しかし、下の写真のように**猫背で悪い姿勢になると骨盤が後ろを向いてしまい、身体重心は後方化します。**その結果、腰の骨の前湾と首の骨の前湾が無くなっていき、S字カーブの機能で身体を支える力（抗力）が低下してしまいます。

このS字カーブの抗力は数値で表わすことができ、S字カーブ上の湾曲の数を二乗した数字に1を足した数字で表わされます。要はS字カーブを構成する湾曲が少ないほど抗力の数値は小さくなり、身体を支える力が低くなります。

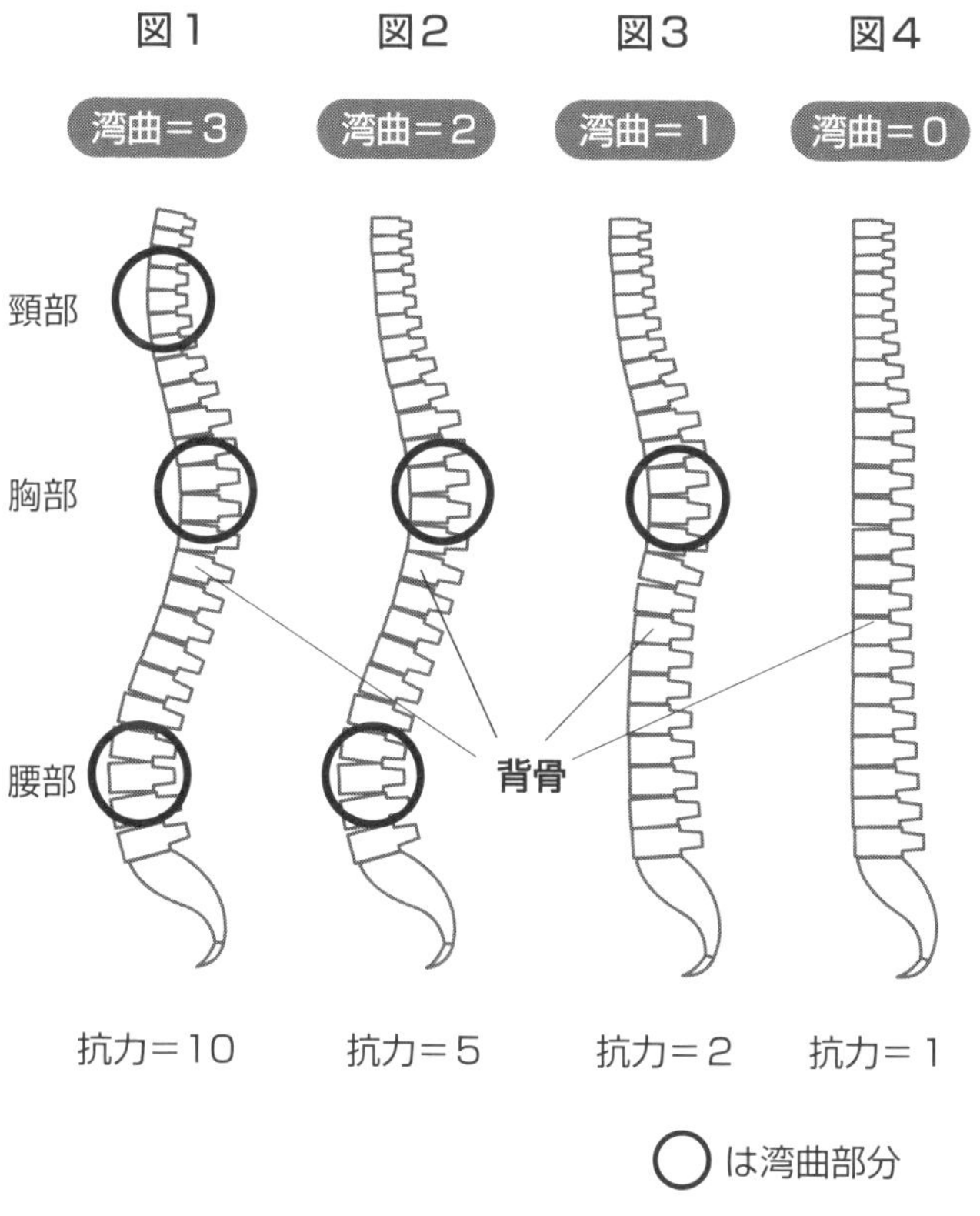

図1
図2
図3
図4
湾曲＝3
湾曲＝2
湾曲＝1
湾曲＝0
頸部
胸部
腰部
背骨
抗力＝10
抗力＝5
抗力＝2
抗力＝1
○は湾曲部分

前頁の図1を見てください。身体重心が本来の位置にあり、背骨のS字カーブの湾曲は3つあり、抗力は10になっています。図2は少し身体重心が後方化して湾曲は2つで、抗力は5になっています。図3はさらに身体重心の後方化が進み、湾曲は1つで抗力は2まで低下しています。図4は身体重心の後方化はかなりひどく、湾曲は0で、抗力は1です。

上半身の重さが30キロとしたら、それを支える力（抗力）で割ったものが上半身を支えるために腰にかかる重さになります。

①30キロ÷10＝3キロ
②30キロ÷5＝6キロ
③30キロ÷2＝15キロ
④30キロ÷1＝30キロ

湾曲が多いほど腰への負担が軽減されるのがわかります。図1のように、S字カーブが正常で湾曲が3つあると、抗力は10で腰にかかる負担は3キロです。反対にS字カーブの湾曲が減って身体重心の位置が後方化するに従い、腰への負担が大きくなることもわかります。図4の場合は、湾曲がゼロで抗力は1で腰にかかる負担は30キロです。

これを見ても、**姿勢が悪く、身体重心が後方化してS字カーブの湾曲が減ることで、いかに腰への負担が大きくなるのかがわかります。**

みなさん、普段座っているときの姿勢を思い浮かべてみてください。6頁の下の写真は悪い姿勢をわかりやすくお伝えするために極端な姿勢で座っていますが、程度の差はあっても多くの方はこのような姿勢で座っているのではないでしょうか。これでは身体重心を後方化してしまい、腰により大きな負担をかけることになります。

医療現場で実証した腰痛改善

私が身体重心に着目するようになったきっかけは、産後の腰痛を抱えた方との出会いであったことは先にお話ししたとおりですが、どう施術したらいいのか迷っていたとき、まずその方の今までの人生について伺ってみようと思いました。そこで、たくさんの質問をさせていただくうちに、妊娠中から腰痛があったことがわかりました。妊娠をしているときの身体の変化が大きく影響していて、それが今の腰痛につながっていたのです。

妊娠中は、胎児がお腹の中にいます。その胎児と一緒に立つ、歩く、座るといった動作を行ないます。このとき、**母体には胎児の重さが加わるため、身体重心は無意識に後方化してしまいます。**なぜなら、胎児の重さが母体の前方に加わるため、無意識に母体自体の身体重心が後方化してしまうのです。

出産をした後は、身体重心が後方化する必然性は無くなるはずですが、今度は赤ちゃんを抱っこする姿勢が多くなります。

しかも座るときは、育児に疲れて腰を前に出した状態でゆったりと座りたくなります。そのために**身体重心を後方化するクセが残ってしまい、腰痛が生じやすくなるのです。**

そう考えて、最初は施術による重心の前方化を徹底的に行ないました。うつ伏せに寝てもらい、背骨と骨盤の後方化した部分を前方に移動する施術を行ない、身体重心を前方化するようにしました。その結果、この方の腰痛はみるみる改善していきました。

その後、産後の方にかぎらず、腰痛のある方に身体重心を前方化する施術を行なうと、改善効果を実感していただくことができました。

しだいに、「家に帰っても同じようなことができないか？」という要望が多くなりました。私が施術できなくても、同じように身体重心を前方化できる方法はないかと研究するなかで生まれたのが、4章にあるフェイスタオルを使う「3つの体操」です。

私はこれに、Ｊｏｉｎｔ（関節）の頭文字とトレーニングを合体させて「Ｊトレ」と名付けました。私が理学療法を行なっている病院には、学生から年配の先輩まで本当に幅広い年齢層の方が訪れます。この方たちにもＪトレを試していただくと、やはり同じ効果が得られたのです。**「3つの体操」による腰痛改善効果に対する確信を深めることができました。**

身体重心を後方化させる現代人の生活スタイル

立っているときの基本的な身体重心の位置は、第2仙骨のやや前で骨盤内にあります。成人男性の場合は足元から身長の約56%の高さ、成人女性は足元から約55%の位置にあります。

もう少し詳しく見ていきますと、上半身の重心は第7~9胸椎（みぞおちのやや上）に、下半身の重心は矢状面で大腿骨$\frac{1}{2}$~近位$\frac{1}{3}$（大腿骨の真ん中の少し上）に、前額面で左右それぞれの大腿骨$\frac{1}{2}$~近位$\frac{1}{3}$を結んだ中点にあるという説明になります。その上半身重心と下半身重心の中点（骨盤の中央）が立っているときの身体重心の位置になります（5頁をもう一度見てください）。

現代の生活様式を見ますと、「背骨が後ろに変化する」場面が非常に多いことに気づきます。たとえば、座っているときは、みぞおちが大きく凹んだ状態、背中の骨が後ろに向いた状態、骨盤が後ろを向いた状態になっていることが多いのです。また、デスクワークなどでは肩の位置より前方に手を下ろして作業することが多いため、肩が前に出て丸まる姿勢となり、その分、背骨は大きく後ろに変位してしまいます。学校の授業で座っているときも同じです。

その他にも背もたれの椅子に座るときの姿勢、あぐらの姿勢、スマホを見る姿勢……と言い出したらきりがないぐらい、背骨が後ろに向く生活をしています。どれも身体重心を後方化させます。

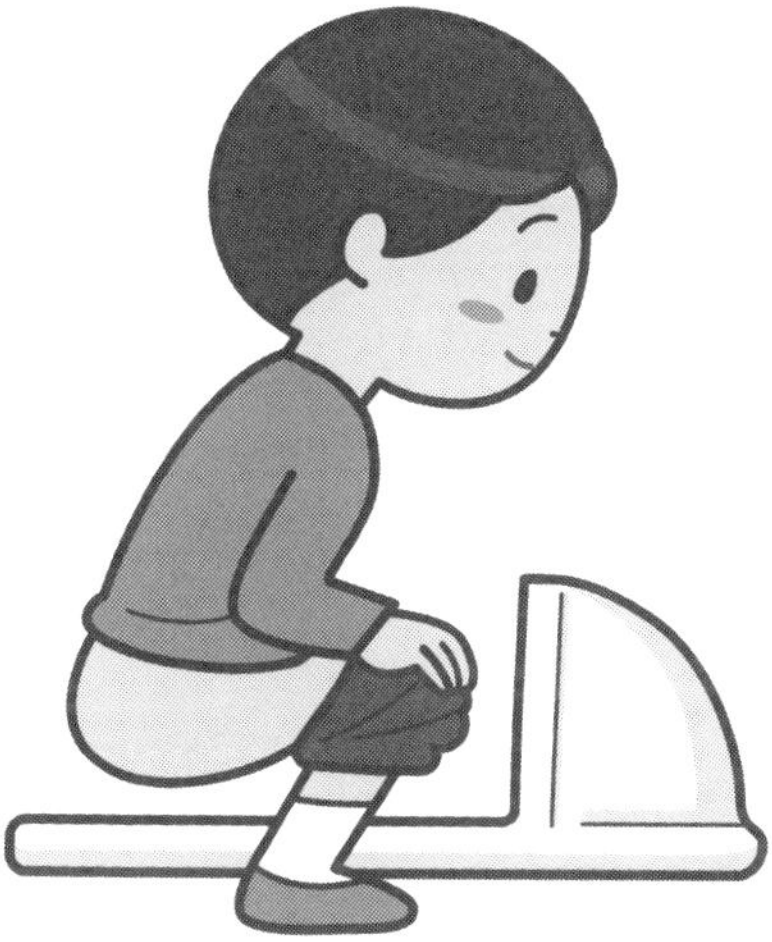

そのために、しゃがみ込みができない人が増えています。しゃがみ込むときは身体重心を後方に移動させなければなりませんが、元々の身体重心が後方化していているためにうまくしゃがめないのです。和式トイレも苦手です。

腰骨の湾曲が無くなると腰の筋力も低下

5つある腰部の骨を支えている筋肉は4つあります。それは、多裂筋、腹横筋、横隔膜、骨盤底筋群です。これら4つの筋肉は身体の深い部分にあるためインナーマッスルともいわれます。協力し合って働き、腰部の関節運動を安定させる働きをしています。

ところが、**腰骨の前湾が無くなって身体重心が後方化してしまうと、この4つの筋肉の働きが低下してしまう**のです。そのために、腰部の関節運動が不安定になり腰痛が生じることになります。

では、腰骨の前湾が無くなると、なぜ4つの筋肉の働きは低下するのでしょうか。筋肉は、適度なつっぱり状態にあることによって最大限の力を発揮するようになっています。ところが、腰骨の前湾が無くなると、この4つの筋肉の適度なつっぱりがなくなり、ゆるゆる状態になって筋力が低下してしまいます。その結

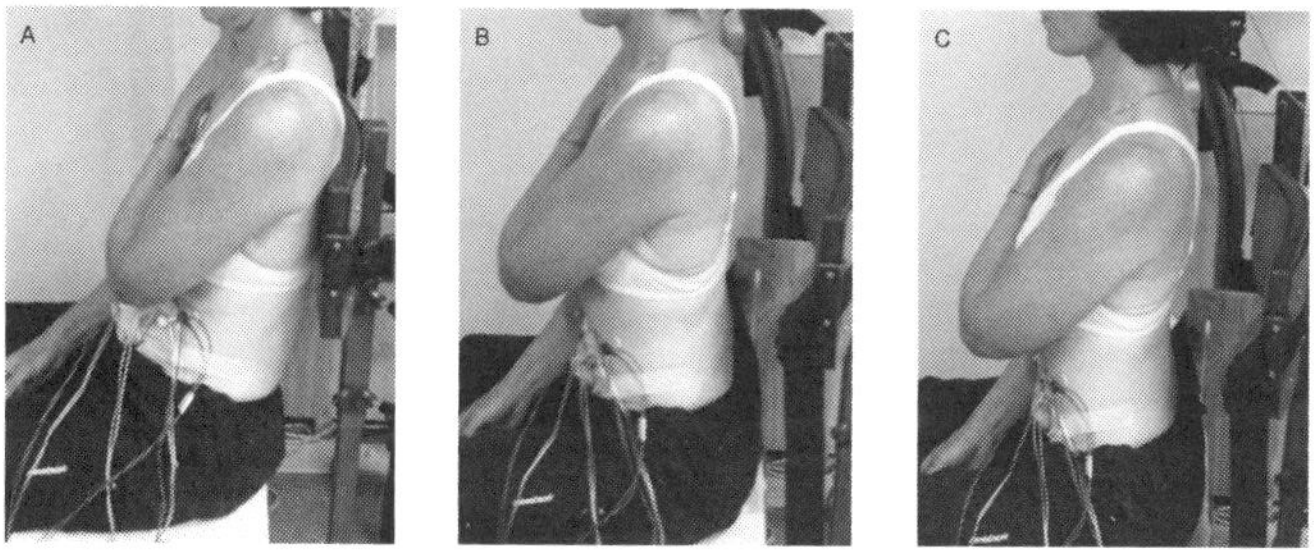

Sapsford et al: Pelvic floor activity in different sitting postures

果、腰部の関節運動は不安定になるため、腰痛が生じやすくなるのです。

上の3点の写真は、腹横筋と骨盤底筋群の働きを見るセンサーを取り付け、どの姿勢のときに筋肉の働きがどれくらい低下するのか観察したときのものです。

みなさんから見て、左端は腰を前に出し背もたれに持たれた姿勢で座っています。このときが腹横筋と骨盤底筋群の働きがいちばん低下していました。また、この姿勢を続けると身体重心が後方化しやすいこともわかります。

次に、腹横筋と骨盤底筋群の働きがいちばん高かったのは右端で、背もたれに持たれず、ピーンと背筋を伸ばし腰を奥まで引いた状態で座っています。身体重心は本来の位置にあります。

ここでわかったことは、姿勢が悪く身体重心が後方化しているほど、腰を支える筋肉の働きは低下するということです。そのために関節運動が不安定になり、腰痛が生じやすくなるのです。

身体重心の後方化で筋力は約30％も低下

身体重心が後方化する姿勢を続けていると、骨盤の後ろ向きの状態が固定化し、背骨のS字カーブは無くなり、いわゆる猫背姿勢になっていきます。猫背姿勢でいると、肩こりが生じやすくなります。

さらに、腰骨の前湾が消失し、骨盤が後ろ向きになると骨盤底筋群の長さが短くなり、筋肉の適度な張りが低下してゆるみます。そのために筋力が大きく低下します。

身体重心の後方化により、約30％筋力が低下するという報告もあります。

骨盤底筋群は内臓を支える働きをしますが、この筋力が低下すると内臓が下がってしまい、内臓の働きの低下やぽっこりお腹を招きます。現在、大腸がん、子宮がん、前立腺がんなどの発症率が高くなっていますが、このこととも関係性が高いと考えられています。

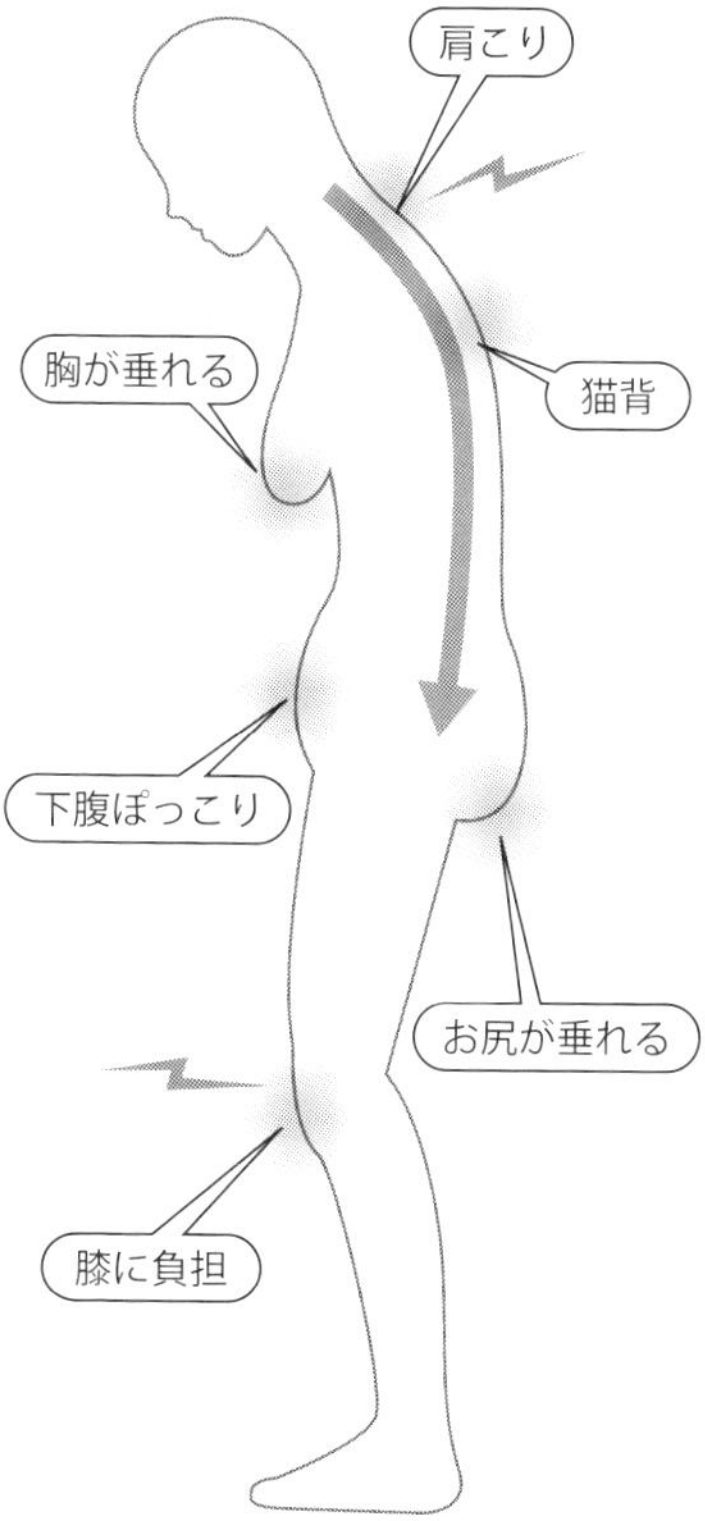

身体の作用、反作用の力も低下

身体重心を考えるうえで、もうひとつ知っておくべきことがあります。それは、身体にも作用と反作用の法則が働くということです。たとえばピストルを撃つときの様子をイメージしてみてください。撃つという作用に対する反作用としての反動が手に伝わってきます。それと同じで、人間の身体を動かすときにも必ず反作用としての反動が生じています。身体はこの反動を吸収して和らげ負担を軽減するようになっているのです。作用と反作用のバランスを取っているのは脳です。ところが、骨盤が後ろ向きになり背骨のS字カーブが低下して身体重心が後方化していると、身体の作用、反作用の力が低下してしまいます。

このことは、身体重心を前方化する3つの体操の前後でも確認できます。まず、3つの体操をする前に寝ている状態で片脚上げを行ないます（58頁・図1）。このときの感覚を覚えておいてから、3つの体操を行ないます。その後、再び片脚上げを行なうと、羽が生えたようにすっと足を持ち上げられるようになります（58頁・図2）。これは、**3つの体操によって身体重心を前方化することで、身体の作用、反作用の力が取り戻された**ことを示しています。

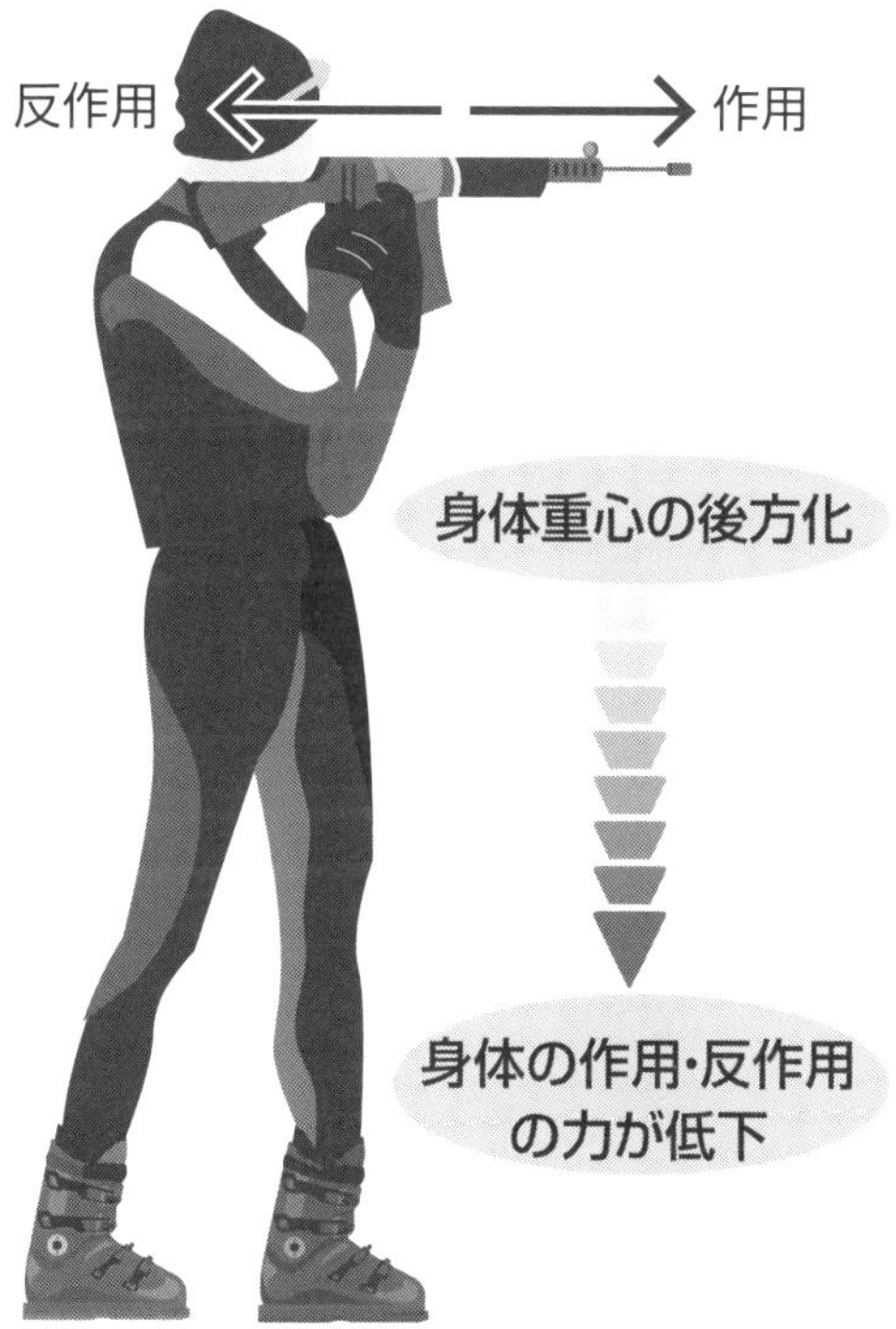

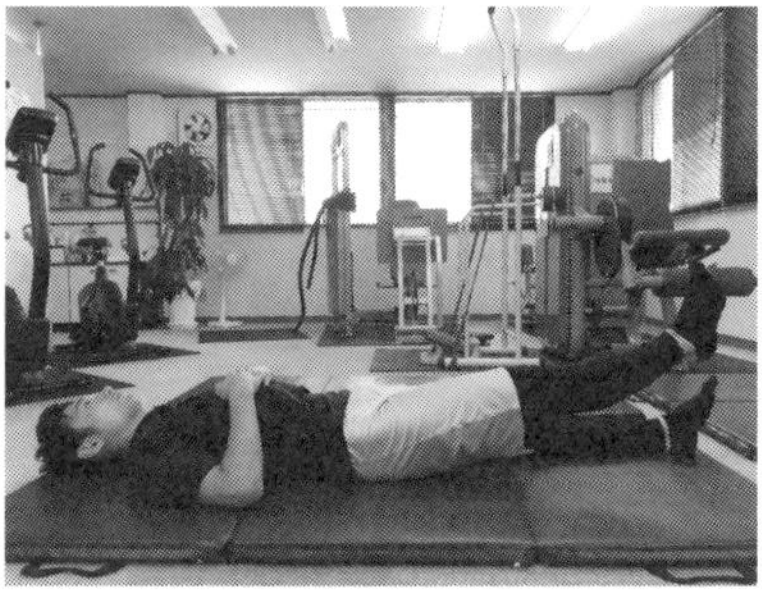

図１　左右の足を交互に上げて感覚を覚える

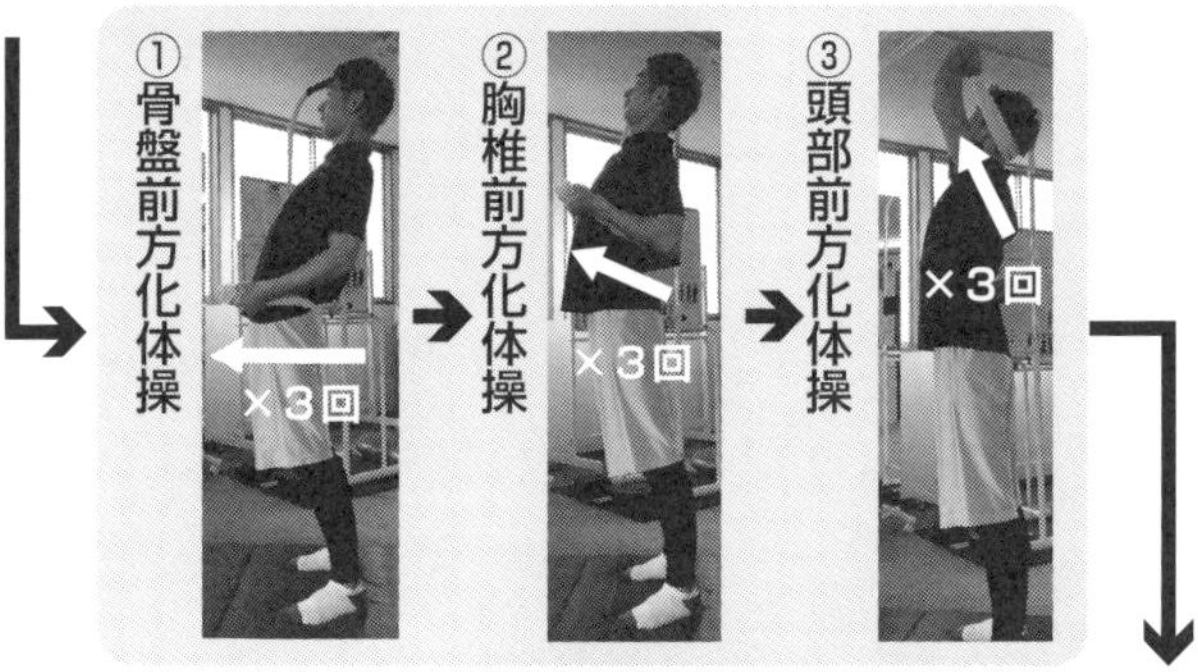

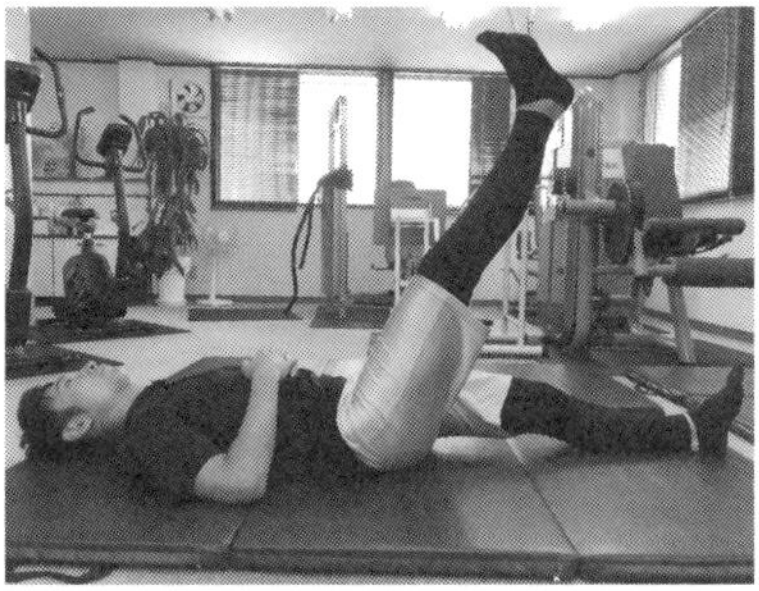

図２　３つの体操後は、
足に羽が生えたように上げやすくなる

〝痛いから動かさない、動かさないからもっと痛い〟を脱出

介護士の仕事をしている45歳の女性は、いつも活発で明るい方です。元々、腰痛がありましたが、痛くなったら病院で注射を打って改善するという状態を5年以上続けていました。

ところが、あるとき、介護の仕事が急に忙しくなったことがきっかけで、非常に強い腰痛と左足が痺れるという症状が出てしまいました。

ついには歩くことも困難となったため、病院に入院することになりました。診断は腰椎椎間板ヘルニアでした。歩くこともできなくなり、移動は車いすになってしまいました。神経注射も実施しましたが、まったく効果がありません。

激しい痛みが2週間以上続き、動くことも嫌になっていました。さすがに本来の明るさもなくなっていました。何とか身体を動かすことが必要だということでリハビリが始まりましたが、本人は痛がってリハビリをしたがりません。

リハビリを担当した私は、このままでは悪循環に陥る一方なので、痛くないリハビリを行ないますとお伝えして、身体重心を前方化する施術を行ないました。身体を動かすだけで痛みが出ていたので、車いすに座った状態で後ろから骨盤を前向きに動かすようにしました。その次に、みぞおちの後ろにある胸椎という骨を前に動かす施術を行ないました。これだけで、車いすへの移動がすごく楽になりました。

それからは毎日、身体重心を前方化する施術を行ないながら、腰部の筋肉を動かすリハビリを行ないました。すると、2週間後には普通に歩けるようになったのです。

さらに3つの体操に取り組んでもらいながら様子を見ていると、さらに2週間後には腰痛がなくなり、無事に職業復帰することができました。

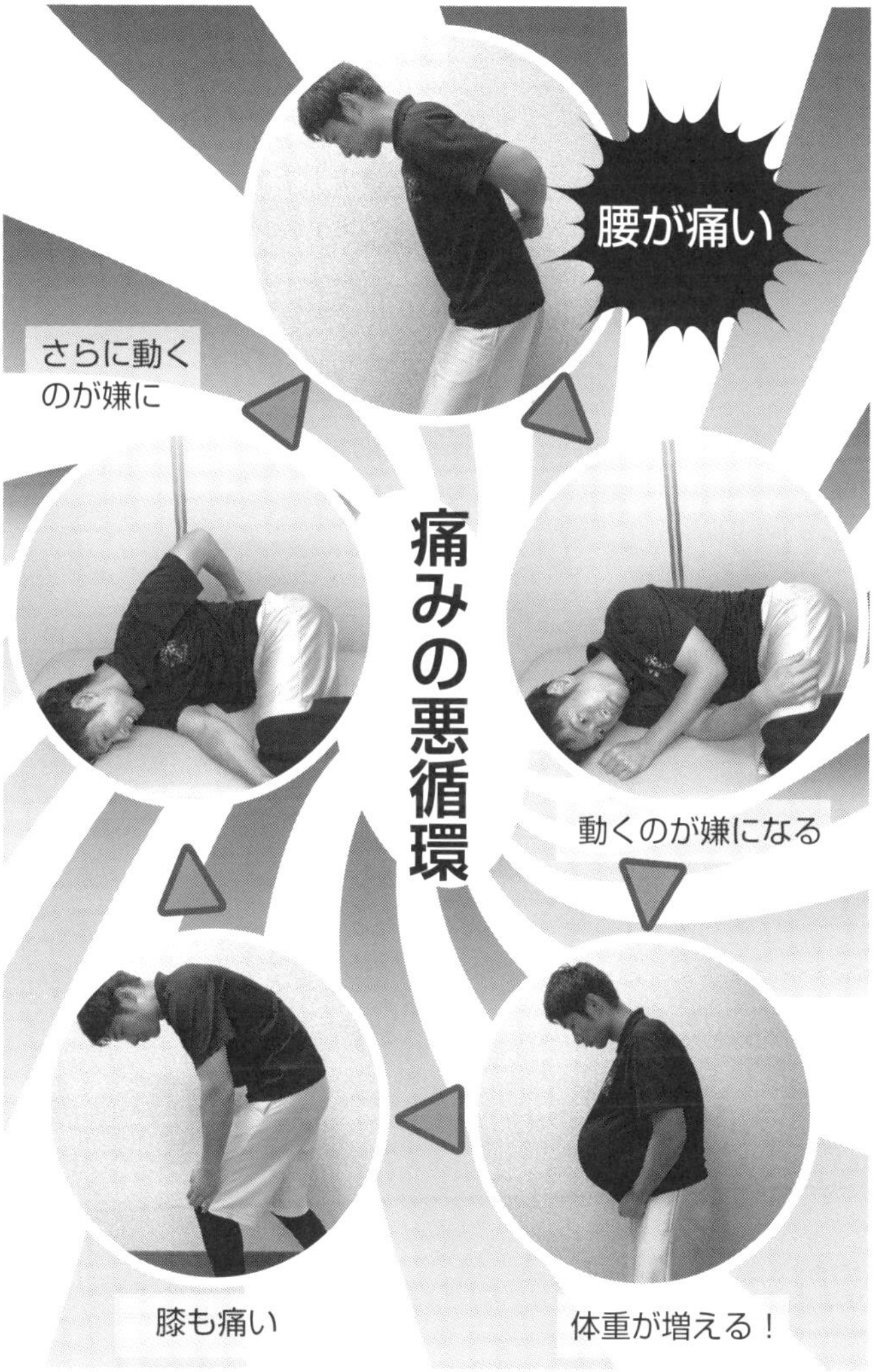
腰が痛い
さらに動く
のが嫌に
痛みの悪循環
動くのが嫌になる
膝も痛い
体重が増える！

3章

腰痛・肩こりは身体重心の前方化で楽々改善！

かえって腰痛がひどくなる対処法

多くの方は、腰痛が生じると「安静」にしたり、シップを張ったり、痛み止めを飲んだりします。それによって腰痛が和らぐからですが、この中の1つだけはかえって被害を大きくしてしまうことが明らかになりました。

それは「安静」です。安静にするというのは身体をできるだけ動かさないでおくということですが、血流が滞ってしまい、かえって痛みを感じる物質を蓄積させてしまうことになります。このことはすでに研究データでもわかっていて、安静は腰痛を長期化し、機能障害を悪化させると結論付けられているのです。

ですから、急性の腰痛であっても、生命を脅かす腰痛でないかぎりは、できるだけ動かせる範囲で身体を動かすことが早期の腰痛改善には必要です。

ほかにも、腰痛の治療で誤解されていることがあります。そのひとつがマッサージです。腰痛の治療としてリラクゼーション施設などで筋肉をほぐしたり、緩めたりするマッサージをしてもらうのがいいと思っている方は多いでしょう。

しかし、**腰痛が生じている腰部をいくらマッサージしても、本当の原因である身体重心が後方化したままでは、せっかくのマッサージも一時的な効果で終わってしまいます。**ほとんどの場合、すぐに腰痛がぶり返してしまいます。腰痛に対する根本的な治療にまったくなっていないからです。

腰痛が慢性的になると、痛みを和らげようとつい無意識にやってしまうことがあります。それが腰痛をさらに悪化させてしまうことも。たとえば、痛みから少しでも楽になりたくて身体を丸めてしまうことがあると思います。しかしこれでは、猫背姿勢がますますひどくなり、身体重心をさらに後方化させてしまうことになります。もちろん、腰痛はひどくなるばかりで悪循環に陥ってしまいます。

痛みを感じたら、まず前屈みと後ろ屈みで腰痛をチェック

腰痛を感じたら、まずやってみてほしいことがあります。それは、前屈みと後

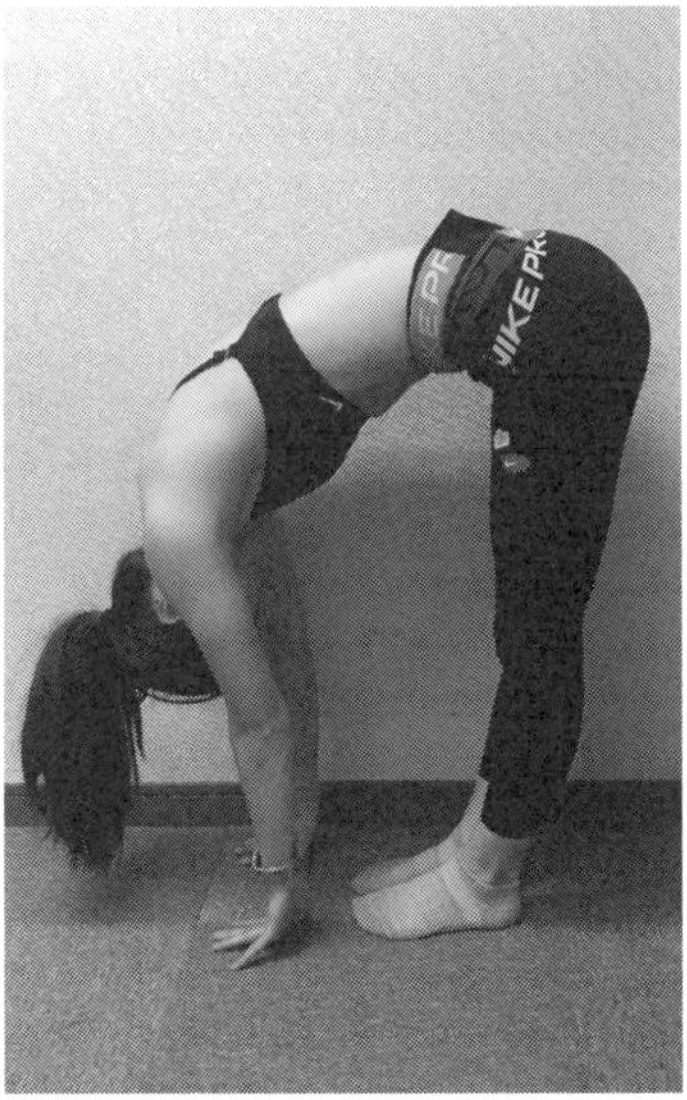

前屈み

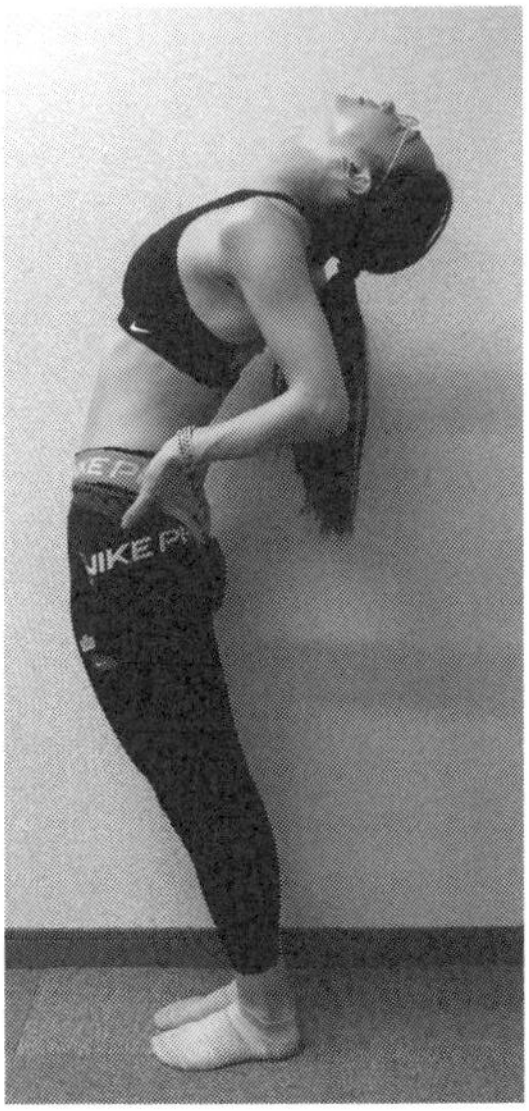

後ろ屈み

ろ屈みをして痛みをチェックしてみることです。

もし、前屈みをして脚にまで痺れがある場合は、腰椎椎間板ヘルニアの恐れもあるので病院を受診してください。そもそも前屈みも後ろ屈みもできないほどの痛みがあるとしたら、やはり病院を受診してください。

それほどではないけれど、前屈みや後ろ屈みをしたときに少しでも痛みがあるようなら、身体重心が後方化している可能性が高いと思ってください。

身体重心の後方化の程度をチェックする簡単な方法

ここで、どれくらい身体重心が後方化しているのかをチェックする方法を紹介します。簡単にできますので、次の3つを試してみてください。

①四つ這いになって背中をどれくらい上下できるか?
②深いしゃがみ込みがどれくらいできるか?
③壁に背中を付け肩の後ろを付けることがどれくらいできるか?

①四つ這いになって背中をどれくらい上下できるか?

四つ這いになって背中を上げて山をつくり、次に背中を下げて谷をつくります。やってみると、少しは上下できるが、思ったほど背中を上下できないかもしれません。うまくできないほど、身体重心の後方化が進んでいます。

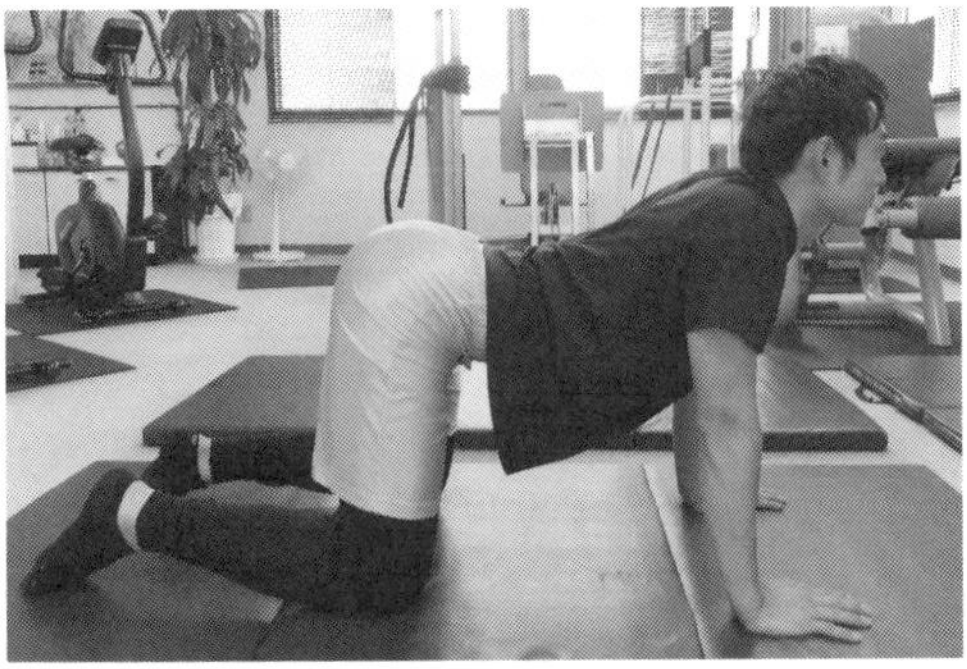

しっかり背骨で谷がつくれている

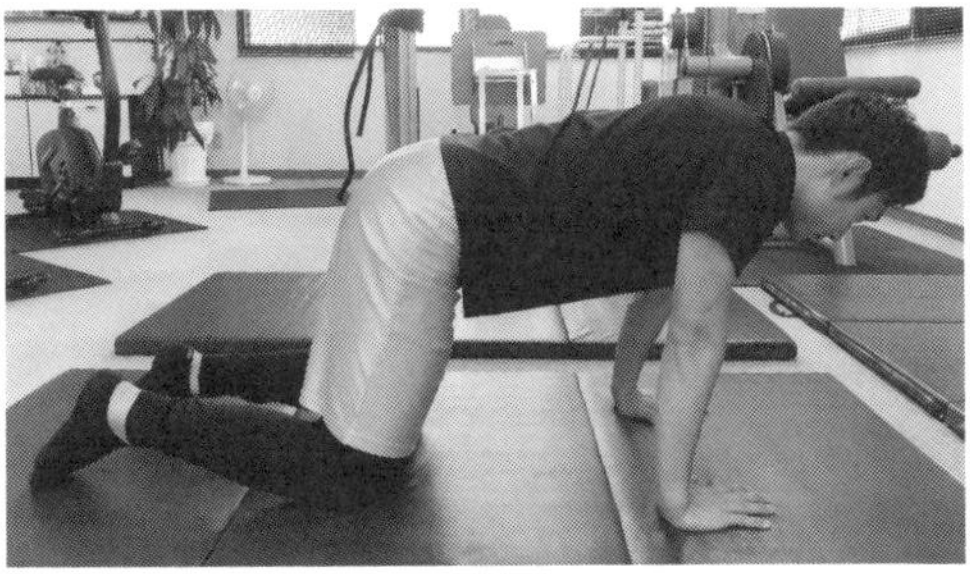

谷をつくれずお尻が前に出る

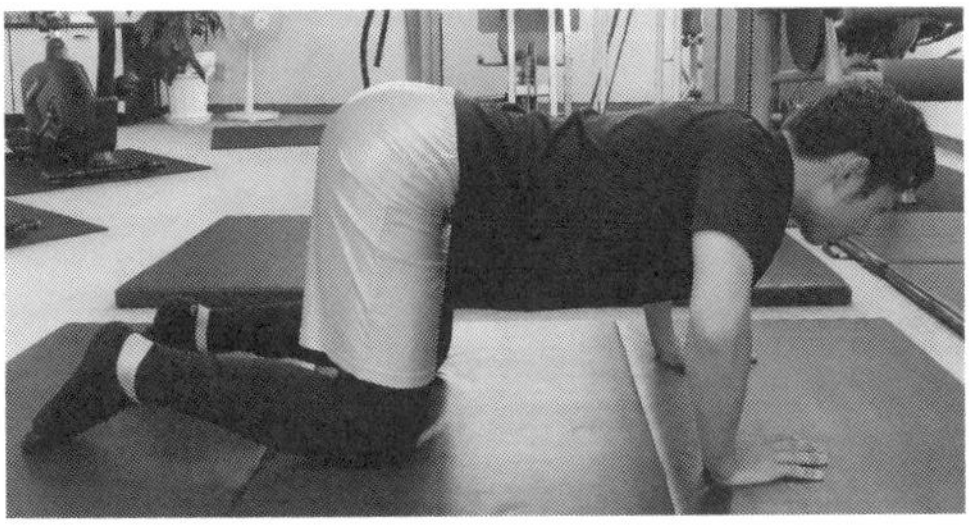

谷をつくれず肘が曲がる

②深いしゃがみ込みがどれくらいできるか？

深いしゃがみ込み（和式トイレでしゃがむときの姿勢）が楽に行なえるのかどうかを試してみます。深くしゃがみ込もうとすると後ろに倒れてしまったり、思ったほど深くしゃがみ込めなかったりするかもしれません。しゃがみ込めないほど、身体重心の後方化が進んでいます。

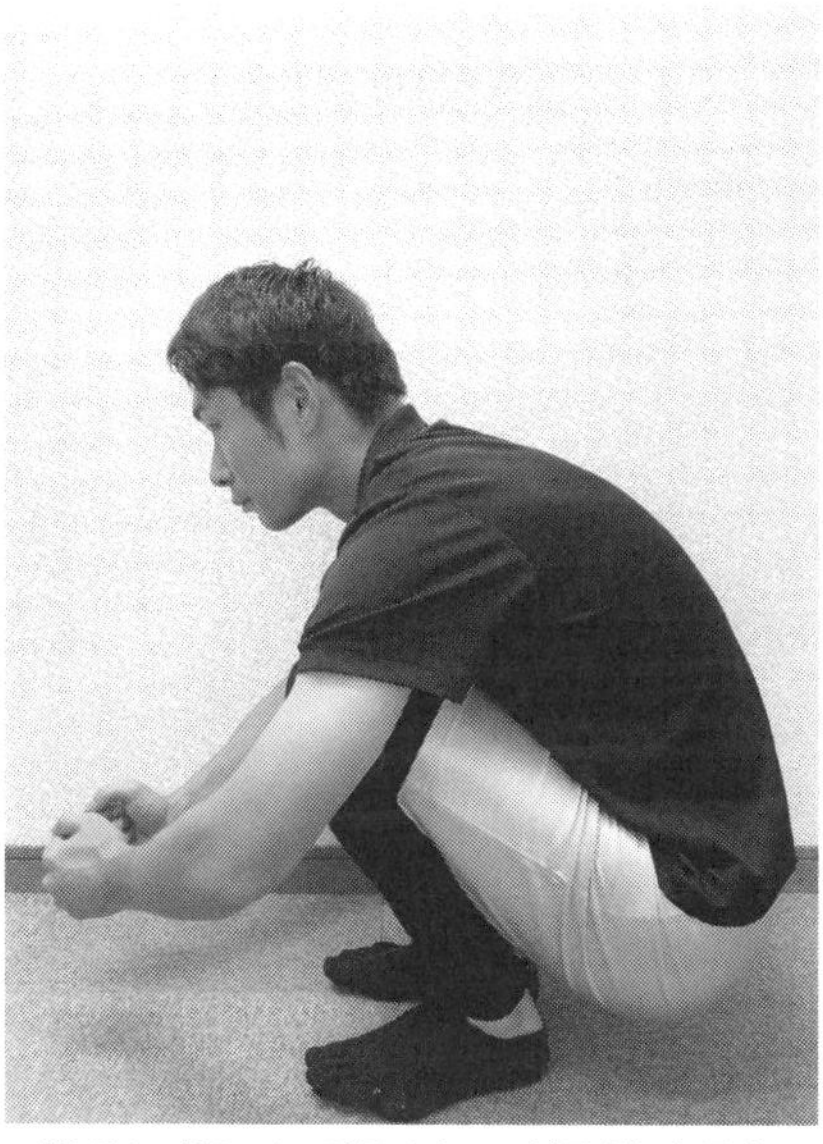

後ろにどこまで深くしゃがみ込めるか

③壁に背中を付け肩の後ろを付けられるか？

壁に踵と背中と腰と頭をピタッと付けてみます。それから肩の後ろを5秒間壁にピタッと付けてみます。肩の後ろをピタッと付けること自体難しかったり、付けられても5秒間楽に付けるのは難しいかもしれません。きついほど身体重心は後方化しています。

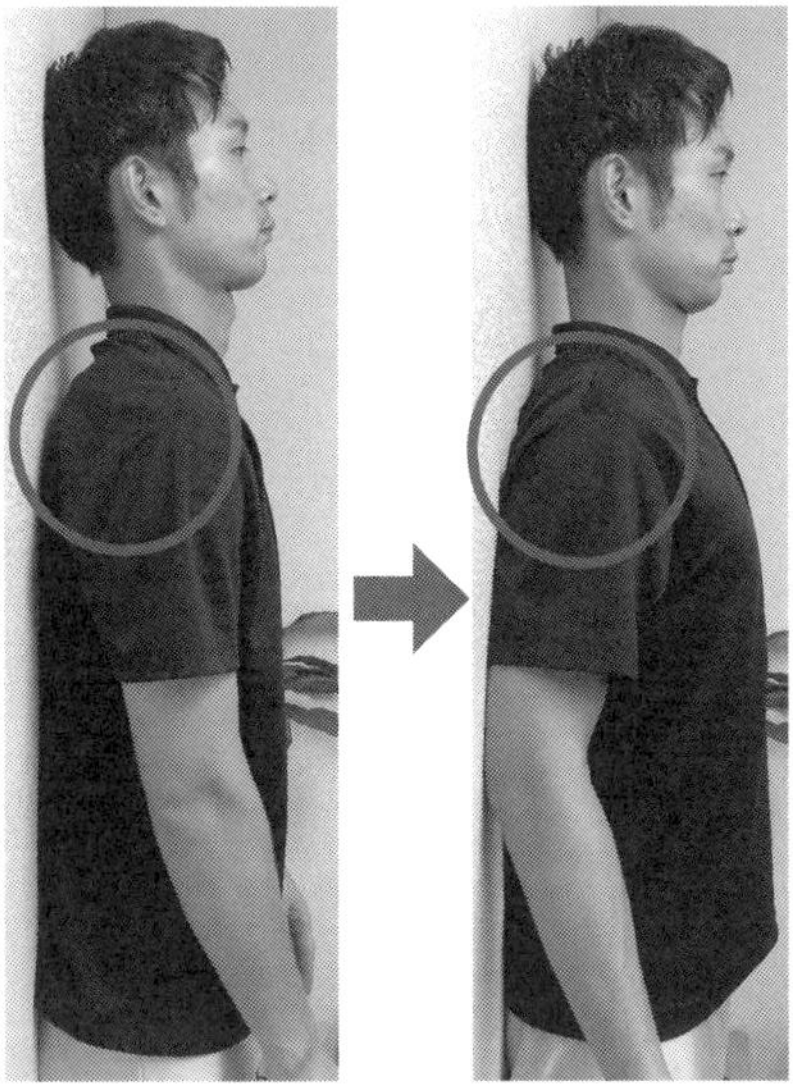

壁に踵から頭までを付ける

壁に肩の後ろを5秒付ける

身体重心を前方化するための3つのポイント

身体重心が後方化している人の背骨を見ますと、ほとんど共通している特徴があります。それは、図にあるように背骨上にある３つの○印の箇所が後ろに変位していることです。

身体重心が後方化している背骨の特徴

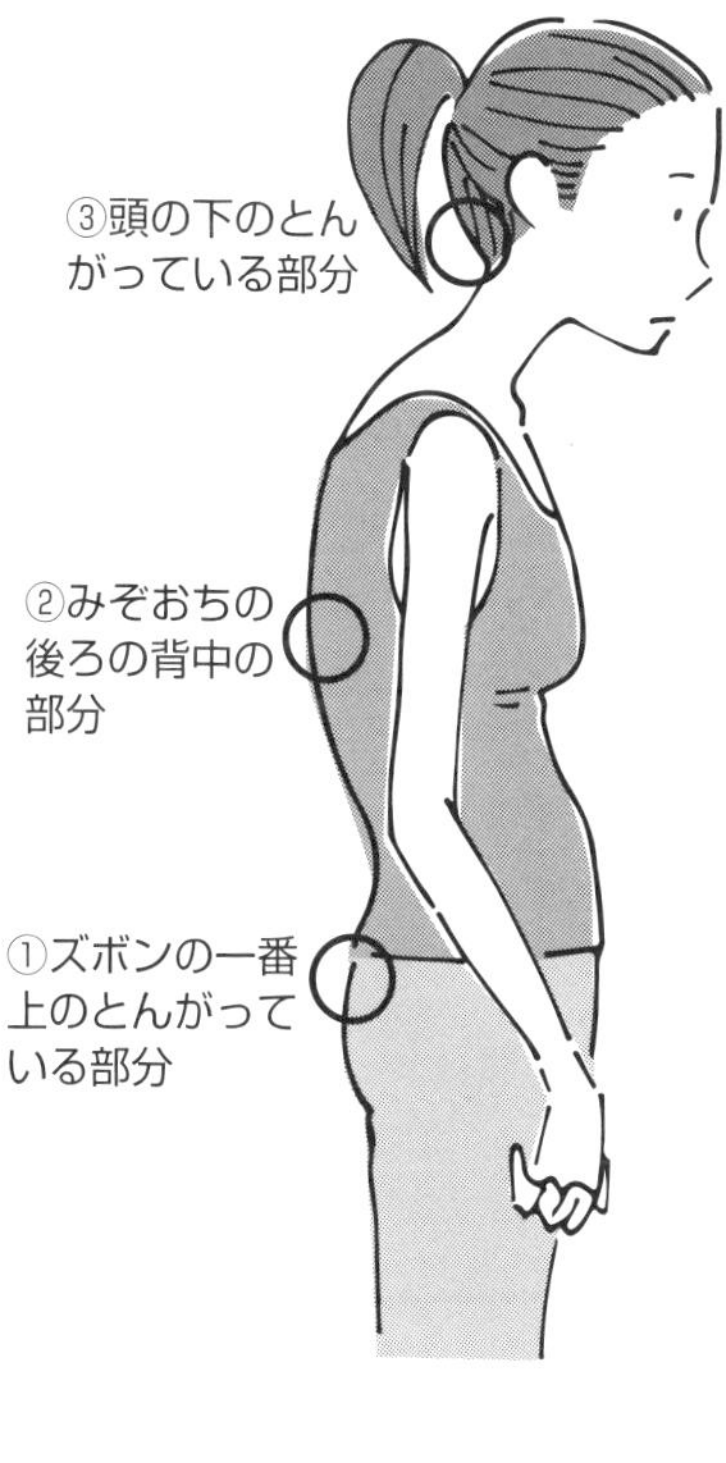

ですから、後方にズレた身体重心を前方化して腰痛を改善するには、この3箇所の変位を重点的に調整するのがもっとも効果的なのです。

実際には、下から骨盤、みぞおちの後ろの背骨（胸椎6～9番）、頭蓋骨のいちばん下（後頭隆起）の3箇所を調整します。

私は施術でこの調整を行ないますが、誰でも自宅で簡単にできる方法が4章にある「3つの体操」です。

腰痛で苦しんでおられた50代の女性から、どうしても仕事があるので痛みを改善したいと相談されたことがあります。

この方は、腰痛のために病院を受診し、ギックリ腰と診断されました。処置は薬とシップでした。でも、腰痛はそのままなので、私の元に来られ、その日はどうしても大事な仕事があるので、腰痛を少しでも改善したいといいます。

お話を伺うと、10年前から腰痛があり、年に3回ほど痛みがひどくなって動けなくなっていました。それが、ここ2年ぐらいは体重が7キロも増えたこともあり、年に6回も強い痛みが出るようになったといいます。

まず身体の状態をチェックした後、さっそく身体重心を前方化する施術を行なったところ、約30分で驚くほど痛みはなくなりました。その後はフォローのために1カ月に1回、ご自身の身体を知る勉強と、骨盤、背骨のチェックのために来られました。

普通は、施術を受けた直後は痛みが和らぎますが、たいていはすぐに痛みが再発してしまいます。ところが、来られたときに伺うと、最初の施術以来、ずっと痛みは出ていないといいます。じつは、自宅で毎日、身体重心を前方化するための3つの体操を続けていたのです。

それだけではありません。体重が8キロも減って痩せたそうです。とても素敵な笑顔を見せていただきました。

私はこれまで5万人近い方々に施術していますが、この方に限らず、身体重心を前方化することで慢性的な腰痛が改善したという事例は本当にたくさんあります。自宅で3つの体操を行なうことで身体重心の前方化ができますので、読者のみなさんにもぜひ試していただければと思います。

この方は3つの体操と合わせて、腰部を安定させる4つの筋肉をつける筋肉体操にも取り組んでおられました。今は、ときどき発症していたぎっくり腰も解消され、不安がまったく無くなったそうです。

3つの体操と筋肉体操の詳しいやり方は次の章にありますので、ぜひ試してみてください。

4章

身体重心が簡単に前方化する1日5分「3つの体操」

1日5分、3つの体操をするだけ

次頁の図を見ながら、フェイスタオルを縦に折り曲げて細長くします。このタオルは、体操のための専用タオルにしてください。

タオルの使い方は簡単です。骨盤、みぞおちの後ろの胸椎、頭の下の3箇所にそれぞれタオルが当たるようにして、両手でタオルの端を握って前方に引き寄せます。このとき、呼吸は止めずに行ないます。やることはこれだけです。

もう少し丁寧に説明します。

立った状態で、まず骨盤の後ろにタオルを当てます（①**骨盤前方化体操**）。そして、息をゆっくり7秒吐きながら、そのタオルをまっすぐ前に引っ張ります。引き切ったところで止めて息をゆっくり5秒吸い込みます。その状態のまま、さらに同じことを行ないます。2回目は1回目よりもっと前に引っ張るようにしてみます。3回目は、2回目よりさらに前に引っ張るようにがんばってみます。こうす

タオルの折り方

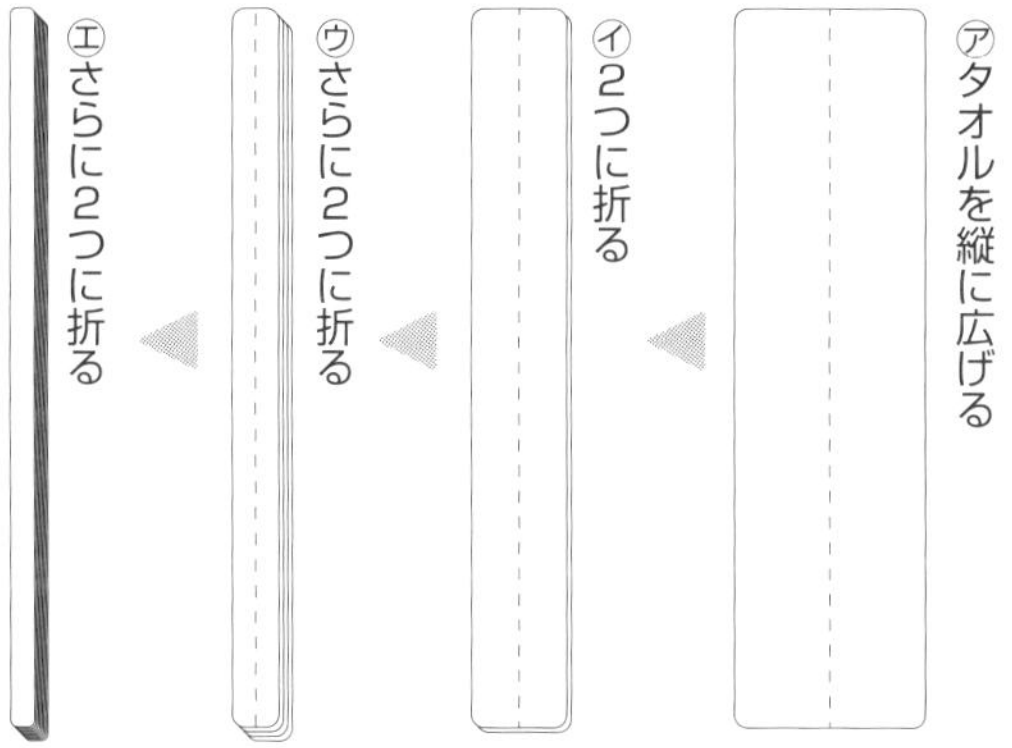
㋐タオルを縦に広げる
㋑2つに折る
㋒さらに2つに折る
㋓さらに2つに折る

ることで骨盤を前方に移動させることができます。

次は、みぞおちの後ろにタオルを当てて、骨盤のときと同じことを行ないます（**②胸椎前方化体操**）。

このときは、前に引っ張る動作をやや斜め上に向けて行ないます。まっすぐ前に引っ張るよりも効果がぐっと高くなります。

次は、頭の下のでっぱりにタオルを当てて、やはり同じことを行ないます（**③頭部前方化体操**）。このときも胸椎と同じように、前に引っ張る動作をやや斜め上に向けて行ないます。やはり、このほうがまっすぐ前に引っ張るよりも効果がぐっと高くなります。

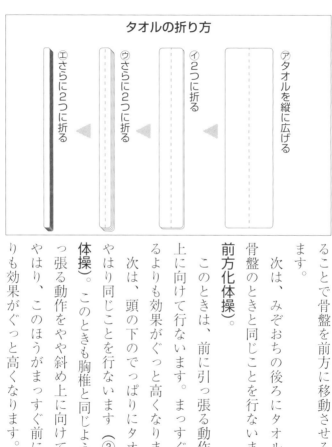

①骨盤前方化体操

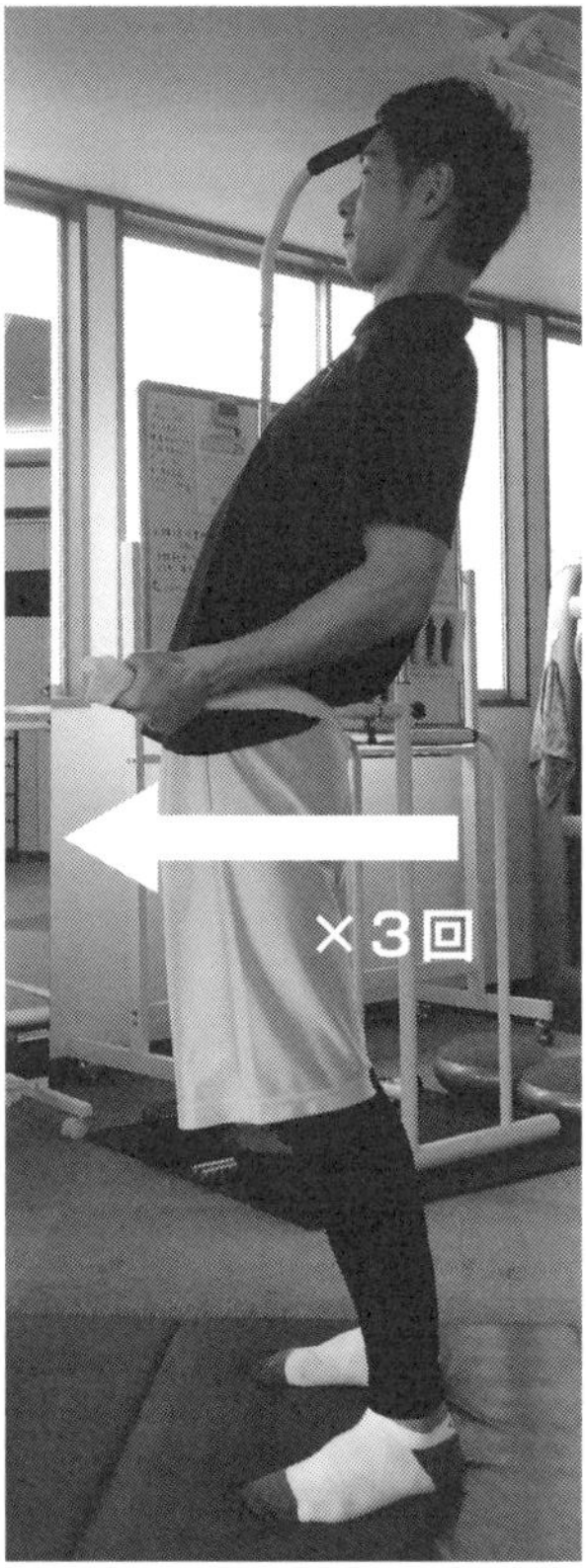

1 タオルを骨盤に回して手の力でタオルを前に引っ張ります。

タオルの位置の目安
ウエストの下

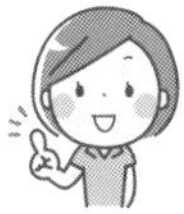

2 引っ張るときは息をゆっくり７秒間吐きながら引っ張ります。そして、引っ張りきったところで止めて息をゆっくり５秒間吸います。これを３回、呼吸に合わせて行ないます。１回目より２回目、３回目はもう少し前に引っ張るようにすると効果がより高まります。

※痛みがない程度にしましょう。

②胸椎前方化体操

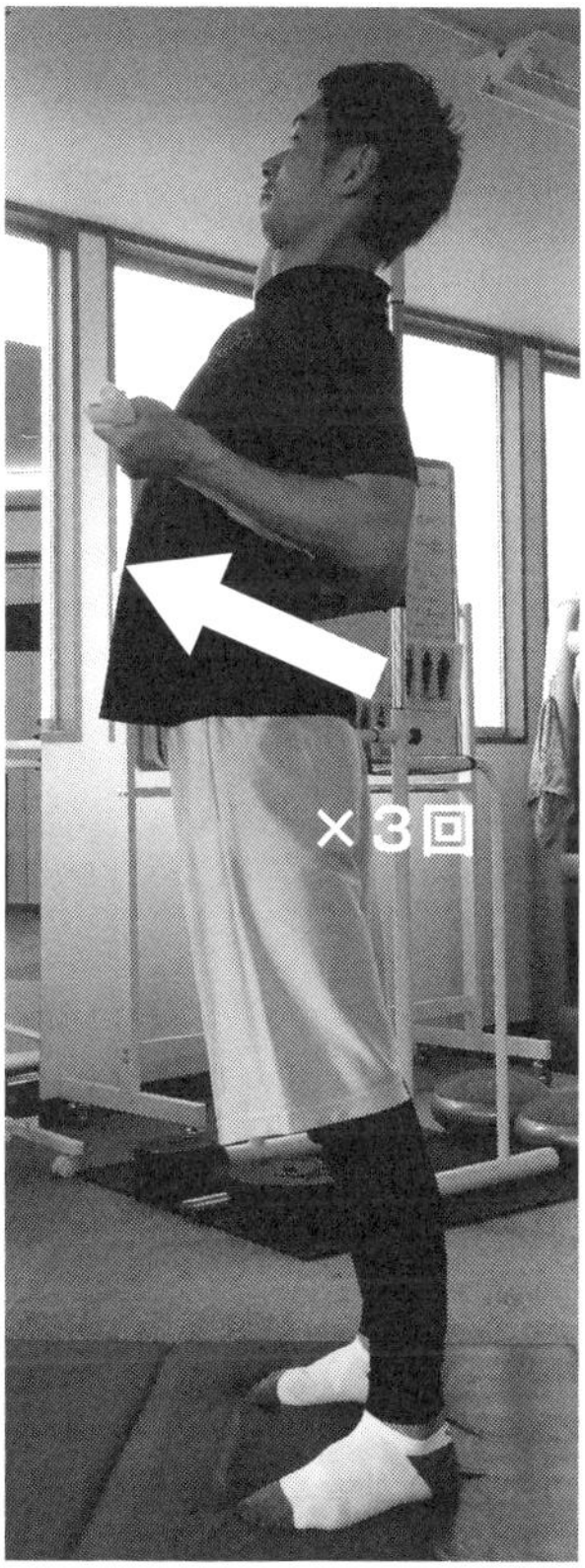

1 タオルをみぞおちの後ろに回して斜め上に向けて引っ張ります。

タオルの位置の目安
みぞおちの下

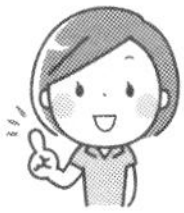

2 引っ張るときは同じく息をゆっくり７秒間吐きながら、引っ張ります。そして、引っ張りきったところで止めて息をゆっくり５秒間吸います。これを３回呼吸に合わせて行ないます。１回目より２回目、３回目はもう少し前に引っ張るようにすると効果がより高まります。

※痛みがない程度にしましょう。

③頭部前方化体操

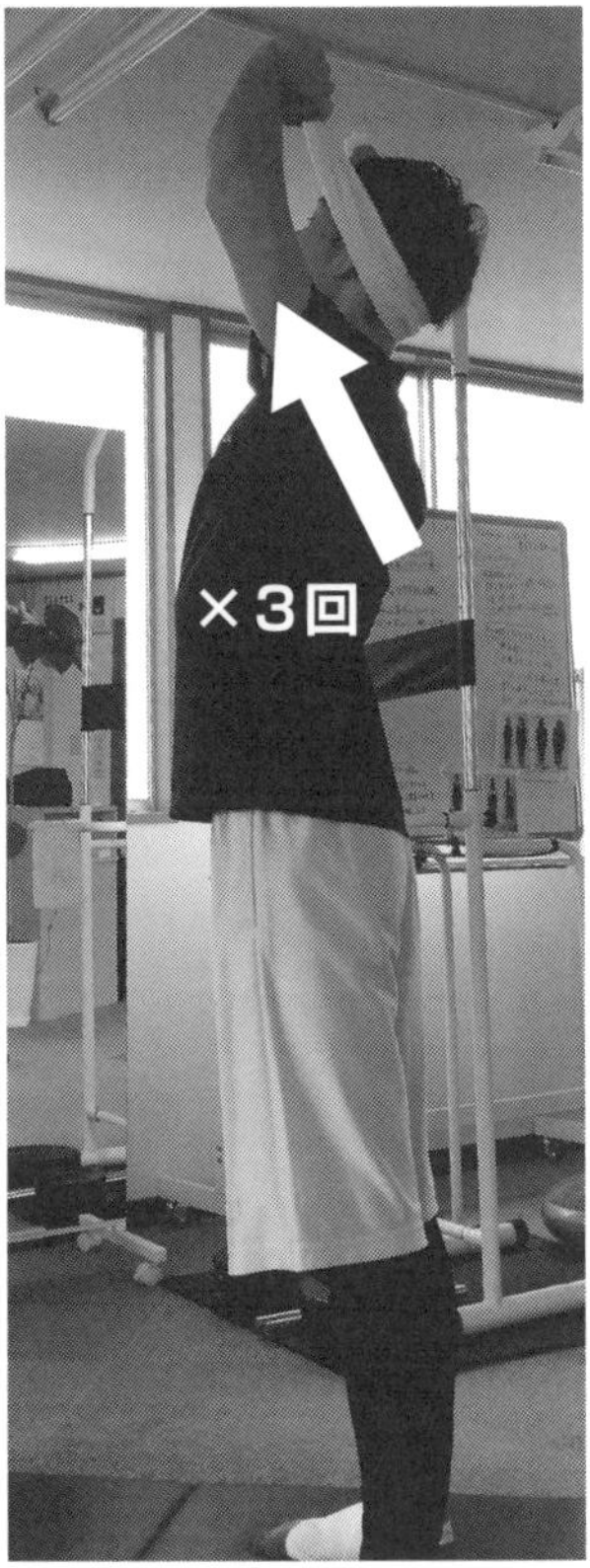

1 タオルを頭の一番下のところに回して斜め前上に向けて引っ張ります。

タオルの位置の目安
頭の下のでっぱり

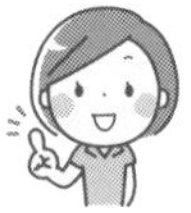

2 息をゆっくり７秒間吐きながら、引っ張ります。そして、引っ張りきったところで止めて息をゆっくり５秒間吸います。これを３回呼吸に合わせて行ないます。１回目より２回目、３回目はもう少し前に引っ張るようにすると効果がより高まります。

※痛みがない程度にしましょう。

ここまでワンセットです。時間にして5分くらいです。

時間のある方は、朝と夜に実施するとさらに効果が期待できます。しかも、朝に体操をしたときと夜に体操をしたときの違いを実感できます。

動画を観ながら３つの体操を確認することもできます。二次元コードからスマートフォンでアクセスしてみてください。

３つの体操

私も試してみました

同じことを1週間続けます。といっても水曜日と日曜日は休み、月曜日、火曜日、木曜日、金曜日、土曜日の5日間、行なってください。休みを入れることで前方化した状態がより定着しやすくなるからです。

1日のなかでの時間帯としては、できればお風呂上りに行なうと、とても効果的です。

これだけで身体重心が前方化し、腰痛の改善を実感していただけると思います。

じつは、**3つの体操の後に、関節を安定させるための筋肉体操を組み合わせることをおすすめしています。**これによって腰がさらに安定して再び腰痛が起こりにくくなるからです。普段使っていなかったインナーマッスルも含めて全身の筋肉を鍛えることにもなります。

3つの体操は毎日同じことを繰り返しますが、筋肉体操は、1日に2種類ずつ行ないます。月曜日と火曜日と行ない、水曜日は体操の効果を定着させるため3つの体操も筋肉体操もお休みです。

続けて、木曜日と金曜日と土曜日もそれぞれの体操を行ないます。日曜日はやはり体操の効果を定着させるためお休みです。

全体の流れをまとめると次のようになります。

月曜日	3つの体操✚「山谷体操」&「ひざ曲げのお尻上げ体操」
火曜日	3つの体操✚「足内入れ体操」&「背中持ち上げ体操」
水曜日	お休み
木曜日	3つの体操✚「肩入れ体操」&「手足開き体操」
金曜日	3つの体操✚「横脚上げ体操」&「横腹体操」
土曜日	3つの体操✚「バンザイスクワット体操」&「壁ドンスクワット体操」
日曜日	お休み

月

山谷体操

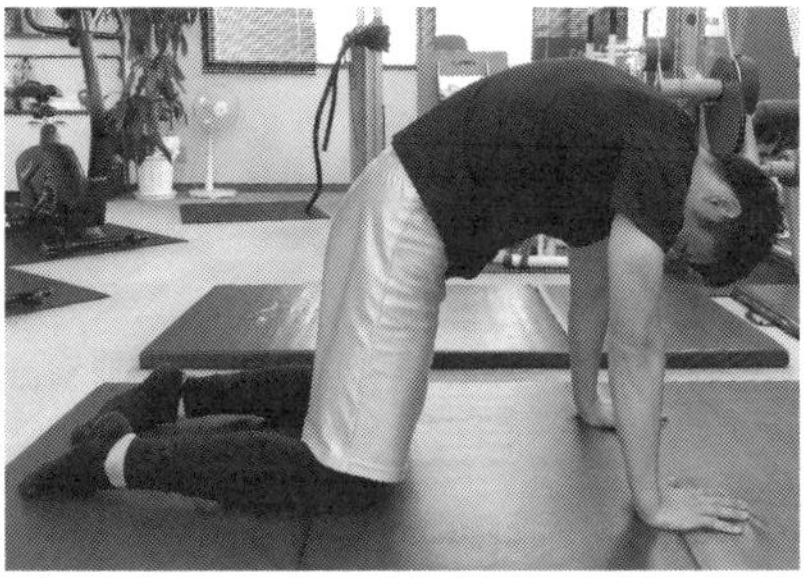

息を吐きながら

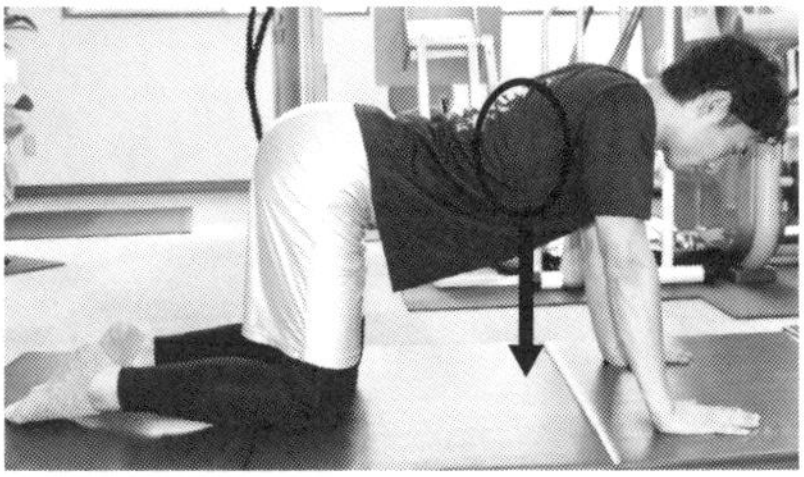

息を吸いながら

1 四つ這いの姿勢から。
おへそを上げて「山」…息を吐きながら７秒間
おへそを下げて「谷」…息を吸いながら５秒間

2 山・谷の１回を計５回行なう。

※谷の時にみぞおちの後ろが前に出ることを
強く意識すると、効果が高まる。
※痛みがない程度にしましょう。

月　ひざ曲げのお尻上げ体操

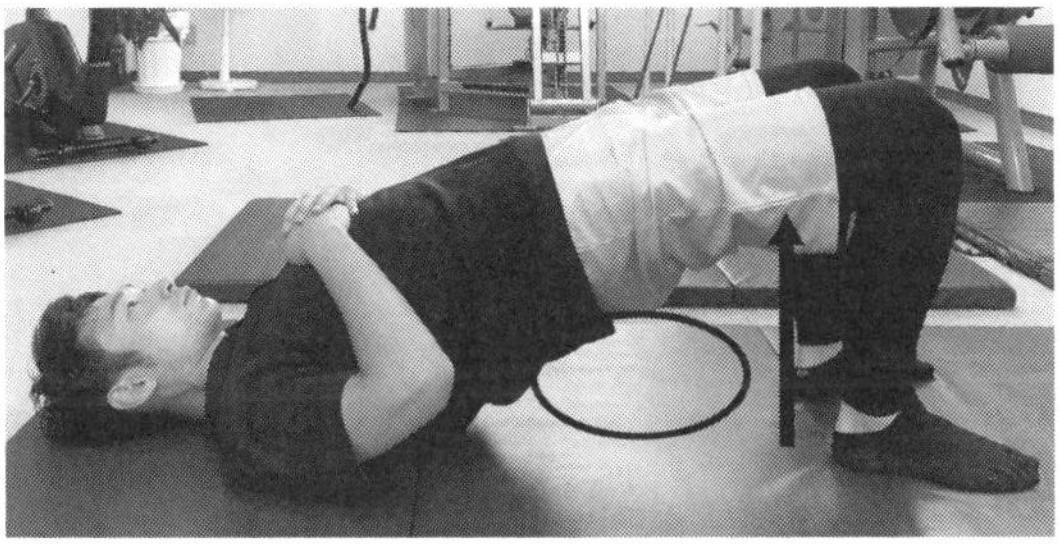

1 上向きに寝てひざを曲げる。
足に力を入れて、７秒間息を吐きながらお尻をできるだけ床から離す。

2 ７秒のお尻上げを 10 回行なう。

※息を吐きながら行なうことで、効果が高まる。
※痛みがない程度にしましょう。

火 足内入れ体操

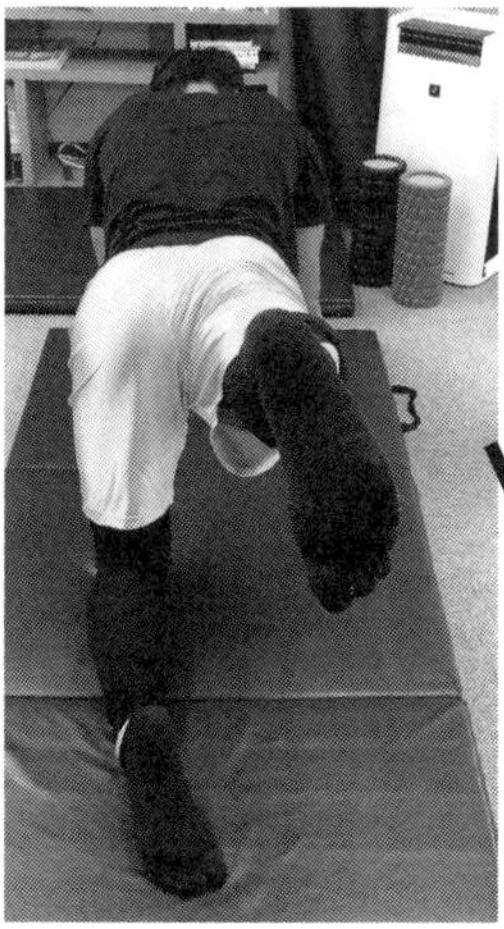

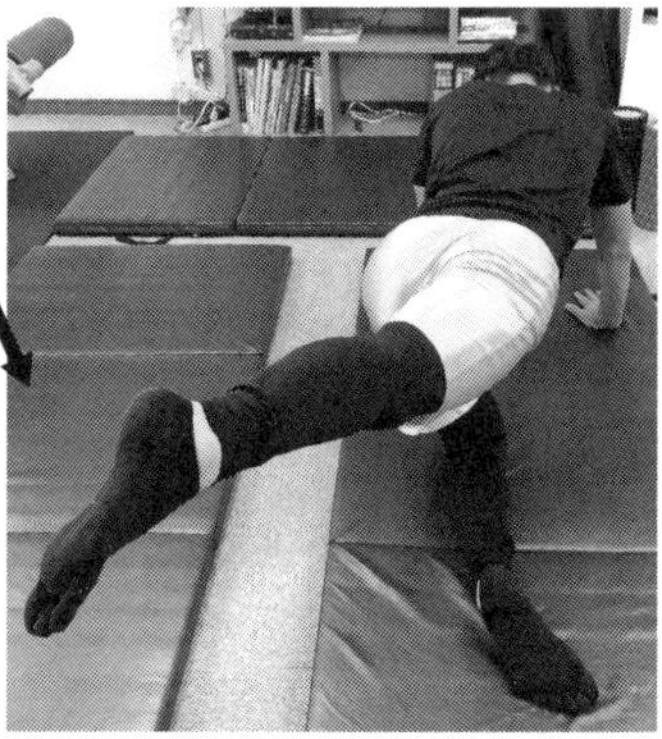

1 四つ這いの姿勢から、右脚を後ろに伸ばし、その右脚をできるるだけ左側に移動させる。
伸ばし切った状態のままで7秒間息を吐く。
その次に、同じことを左脚で行なう。

2 右・左の1回を計3回行なう。

※マットに膝を付けているお尻が伸びる感じがすると、効果が高まる。
※痛みがない程度にしましょう。

火　背中持ち上げ体操

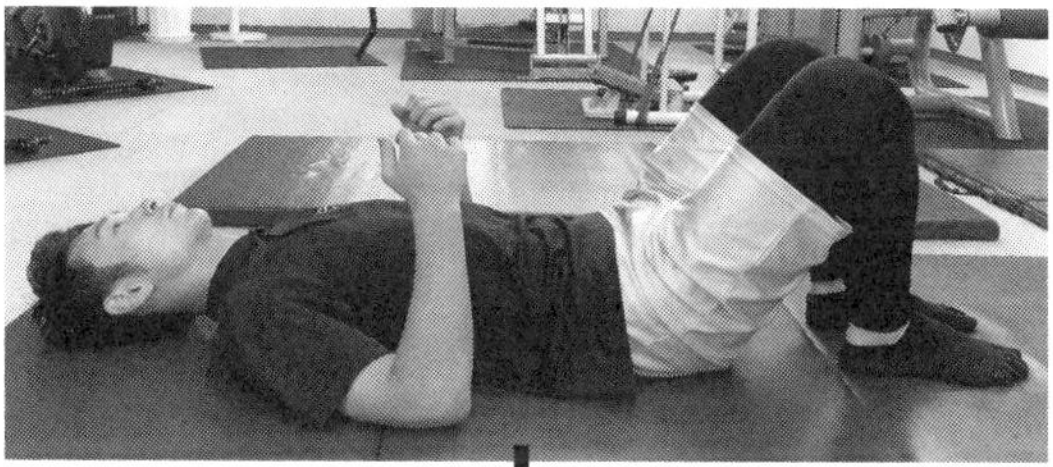

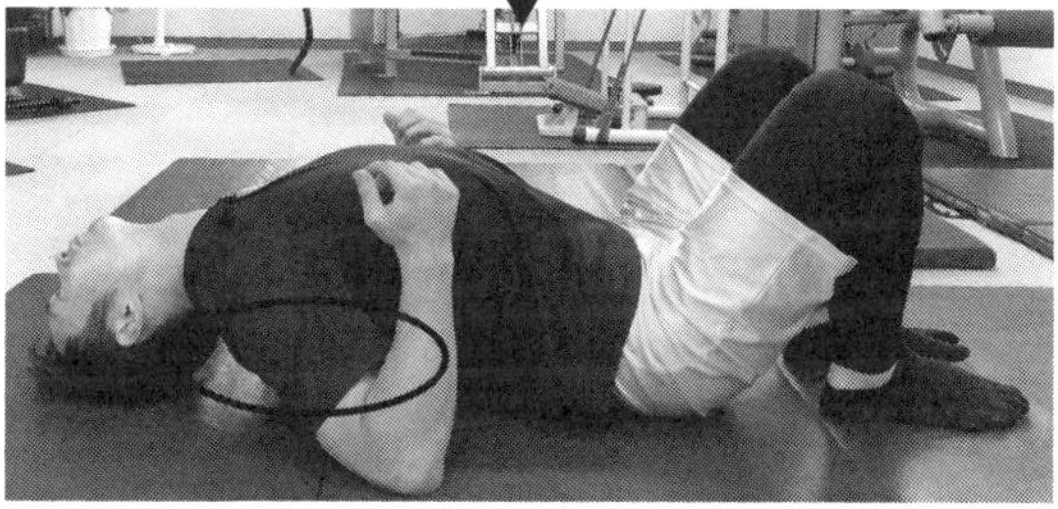

1 上向きに寝た姿勢から、顎を上に挙げ、頭と両肘の三点を利用して、背中をできるだけ浮かせる。浮かせ切った状態のままで7秒間息を吐く。

2 これを計5回行なう。

※息を吐きながら行うことで、効果が高まる。
※痛みがない程度にしましょう。

木

肩内入れ体操

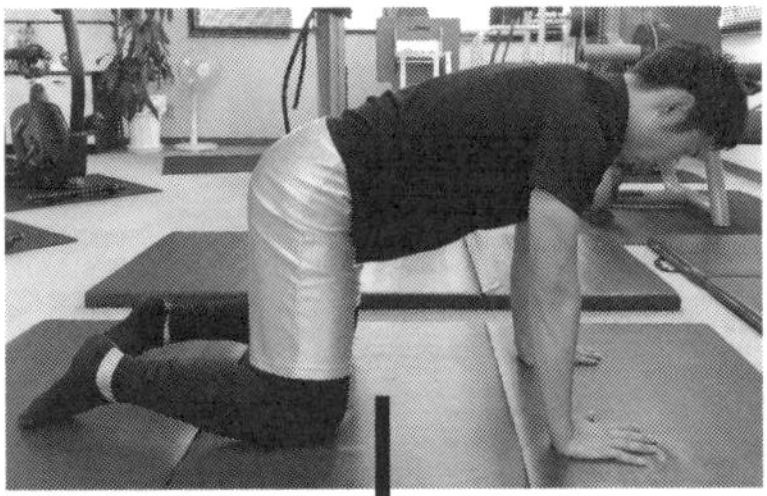

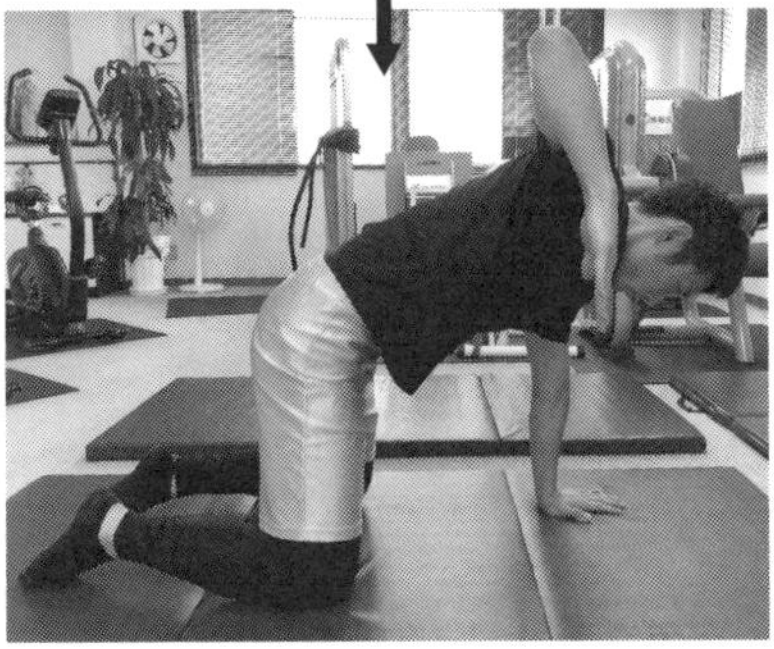

1 四つ這いの姿勢から、右肘をできるだけ上に挙げる。最大限挙げた状態のまま７秒間息を吐く。その次に、左肘を行なう。

2 右・左を1回として計3回行なう。

※肩甲骨の内側につまり感を感じると効果が高まる。
※痛みがない程度にしましょう。

木

手足開き体操

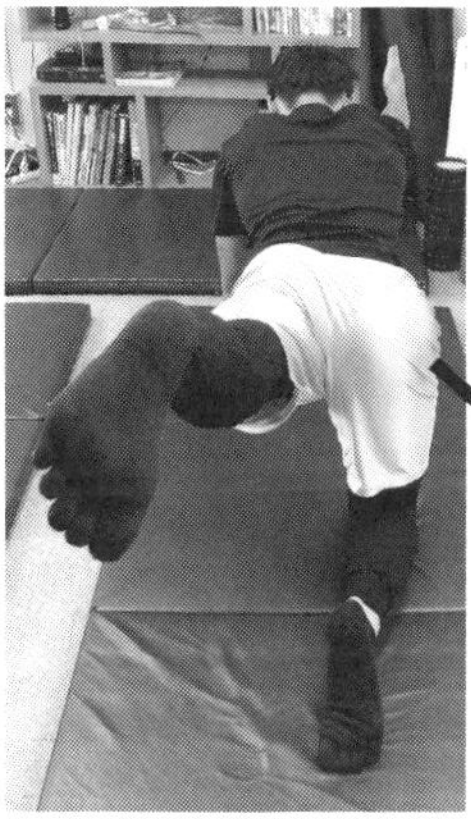

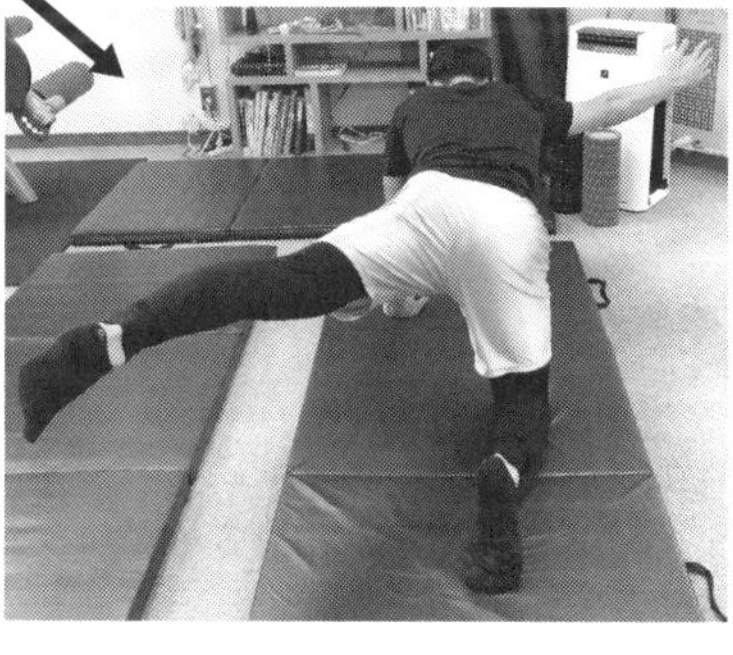

1 四つ這いの姿勢から、右手と左脚を床から平行の位置に浮かせる。右手と左脚を精一杯伸ばしたら、その状態のまま７秒息を吐く。
その次に、左手と右脚を行なう。

2 右手と左脚・左手と右脚の7秒キープ。1回を計3回行なう。

※体幹ができるだけぶれないようにすると、効果が高まる。
※痛みがない程度にしましょう。

金　横脚上げ体操

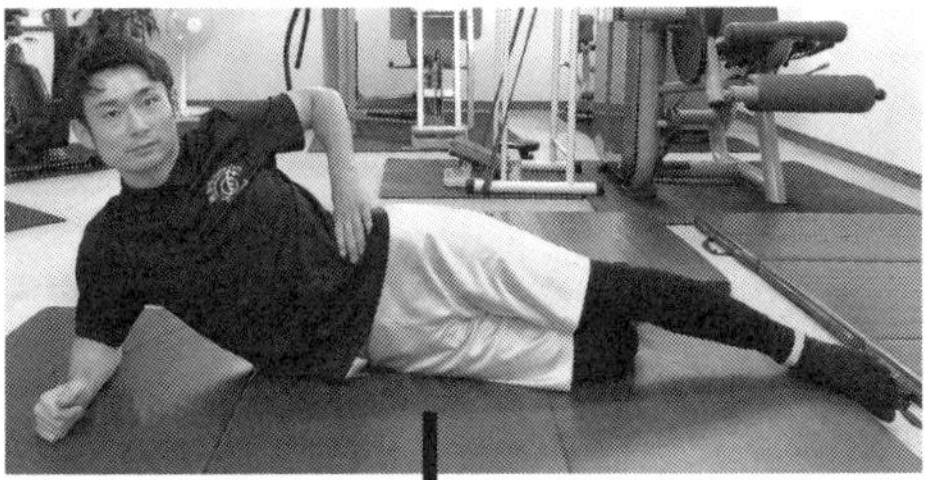

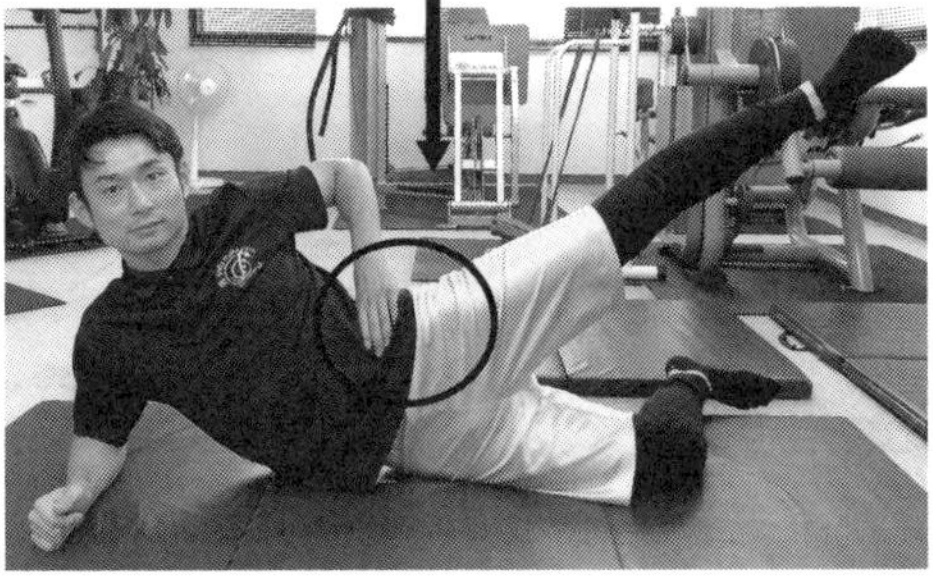

1 横向きの姿勢で右脚は曲げ、左脚をできるだけ上に挙げる。上に最大限挙げた状態をキープし、７秒間息を吐く。
その次に、右脚を行なう。

2 左・右を計3回ずつ行なう。

※お尻の外側が硬くなるのを意識すると効果が高まる。
※痛みがない程度にしましょう。

金

横腹体操

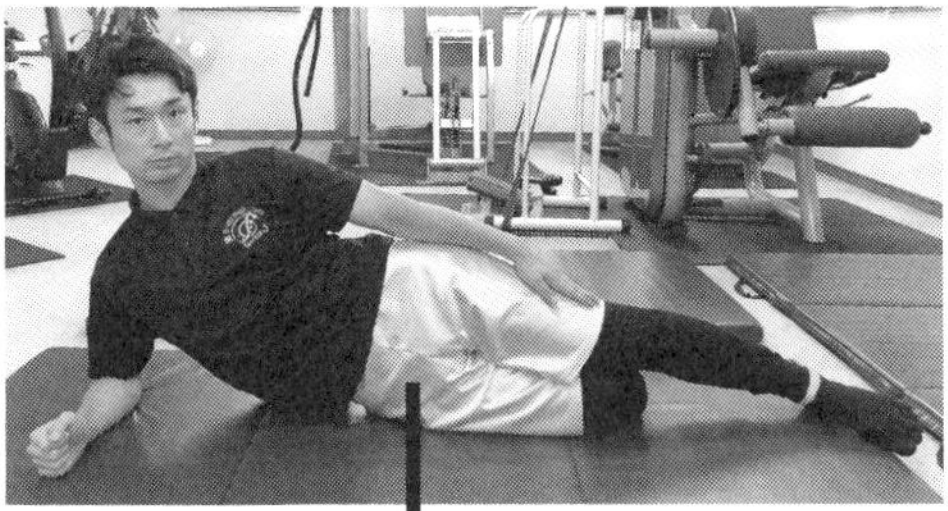

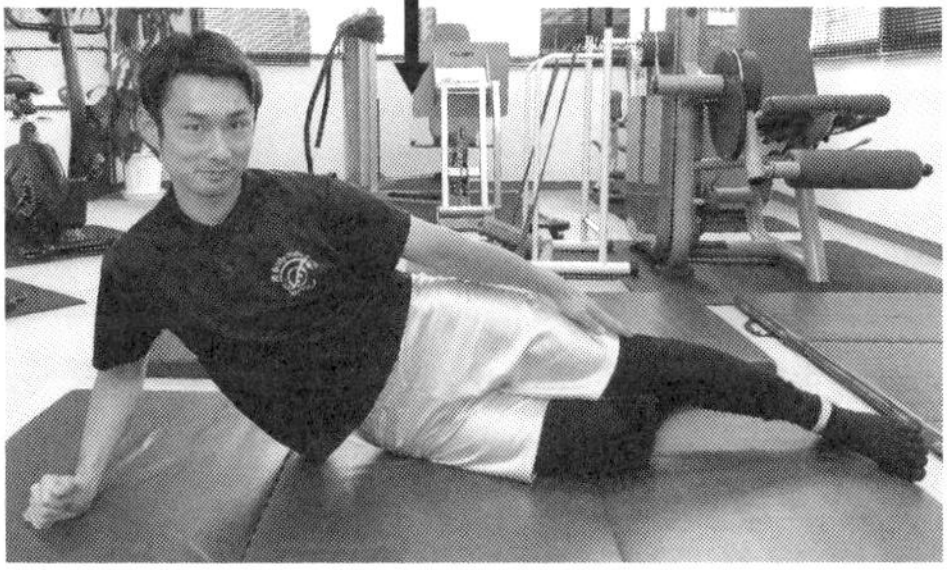

1 横向きの姿勢から。
左手をできるだけ左ひざに近づける。最大限に近づけた状態をキープし、７秒間息を吐く。

その次に、右手を行なう。

2 左・右を計3回ずつ行なう。

※横腹が硬くなるのを意識すると効果が高まる。
※痛みがない程度にしましょう。

土　バンザイスクワット体操

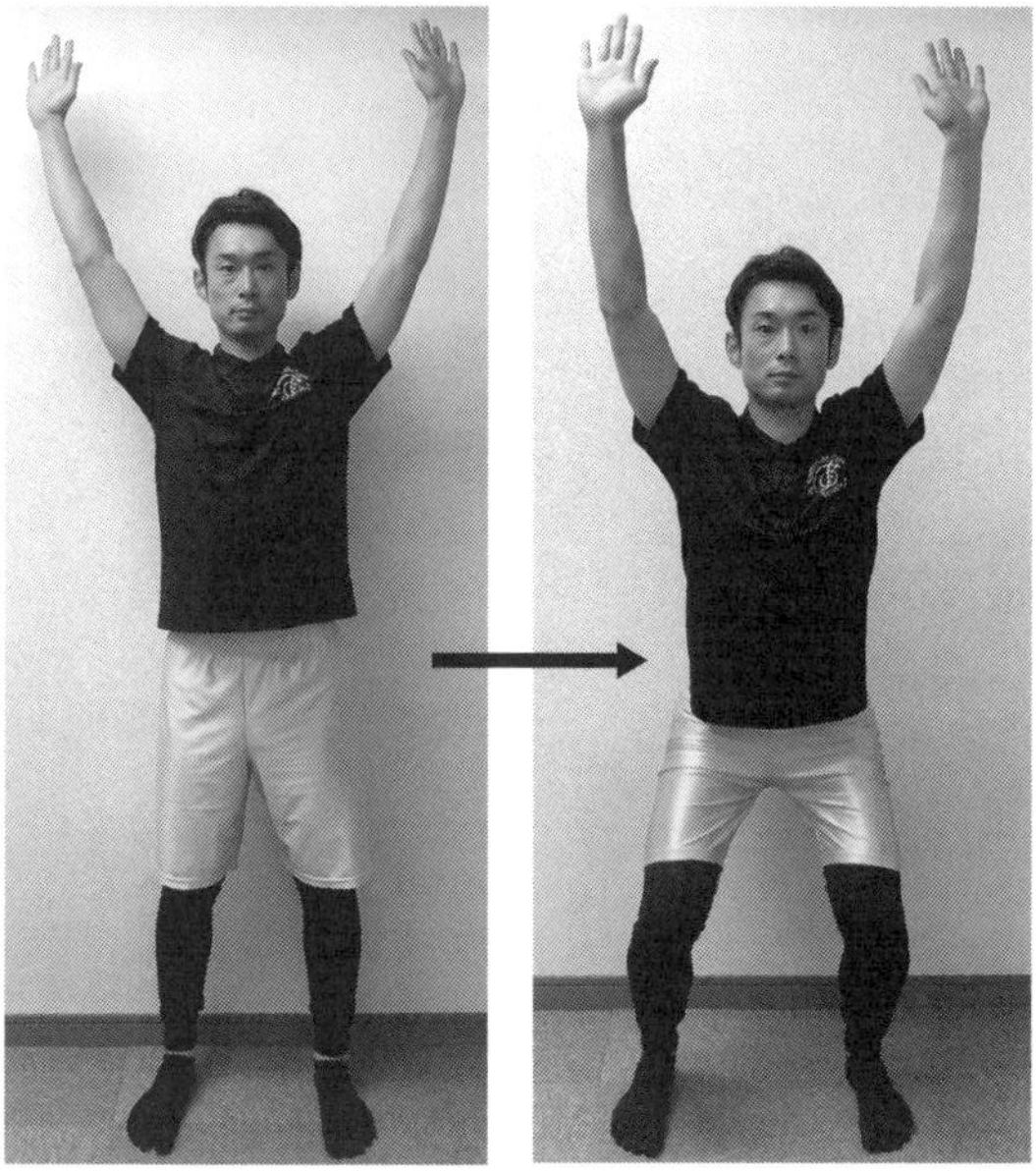

1 バンザイした姿勢から、お尻を下げるスクワットを行なう。精一杯下げた状態で、7秒間息を吐く。

2 計10回行なう。

※背中と太ももの前が突っ張る感じがすると効果が高まる。
※痛みがない程度にしましょう。

土　壁ドンスクワット体操

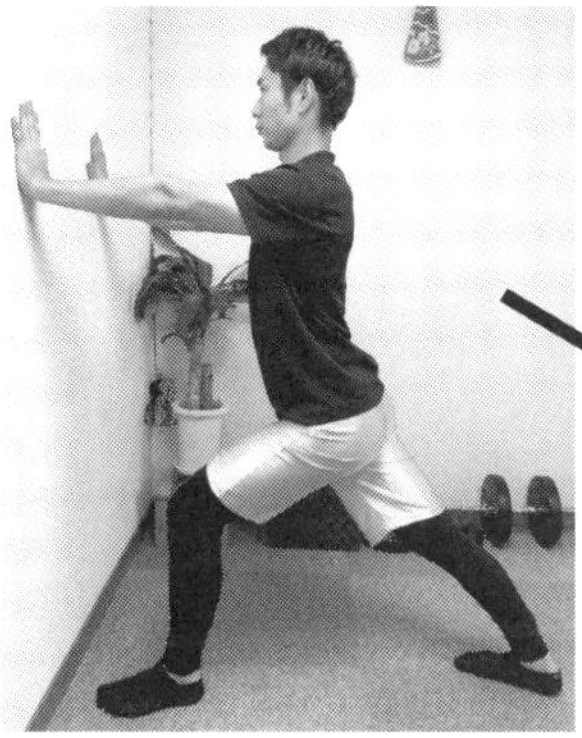

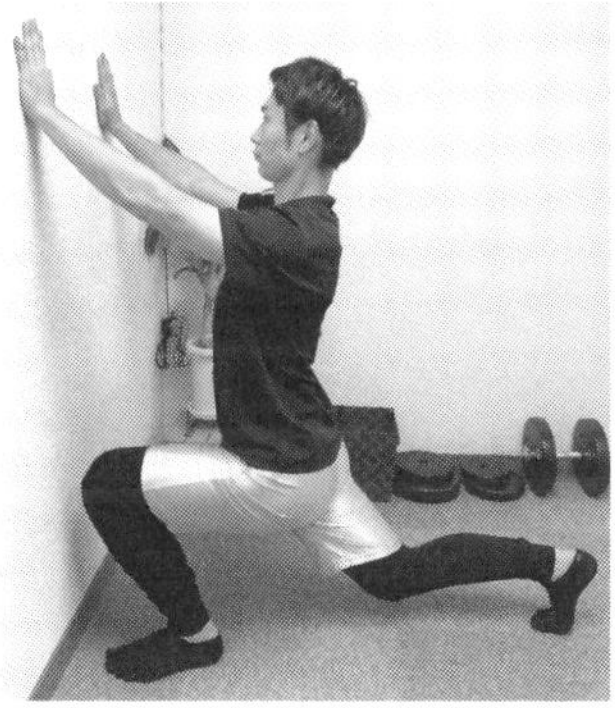

1 壁に両手を付け、左脚を前に出した姿勢で後ろの右ひざが床に着くすれすれまで腰を下げる。この状態をキープしたまま７秒間息を吐く。その次に、右脚を前に出して行なう。

2 左・右を計5回ずつ行なう。

※両手を使って、胸を張ると効果が高まる。
※痛みがない程度にしましょう。

呼吸を意識すると血流がよくなり自律神経が整う

3つの体操では、7秒かけて息を吐きながらタオルを前に引き出し、引き切ったところで5秒かけて息を吸い込むとお話ししましたが、呼吸を意識していると血流がよくなり、自律神経のバランスも整います。

現代社会は、ストレス社会ともいわれます。そのストレスの影響を大きく受ける神経が自律神経です。

自律神経に障害が生じると、やる気が出なくなったり、集中力が低下したり、不眠になったり、原因がはっきりしないさまざまな症状が起こってきたりします。ひどくなると、日常生活が困難になります。

じつは呼吸と自律神経は深く連動しています。息を吸うときは交感神経の活動が高まり、吐くときは副交感神経の活動が高まります。

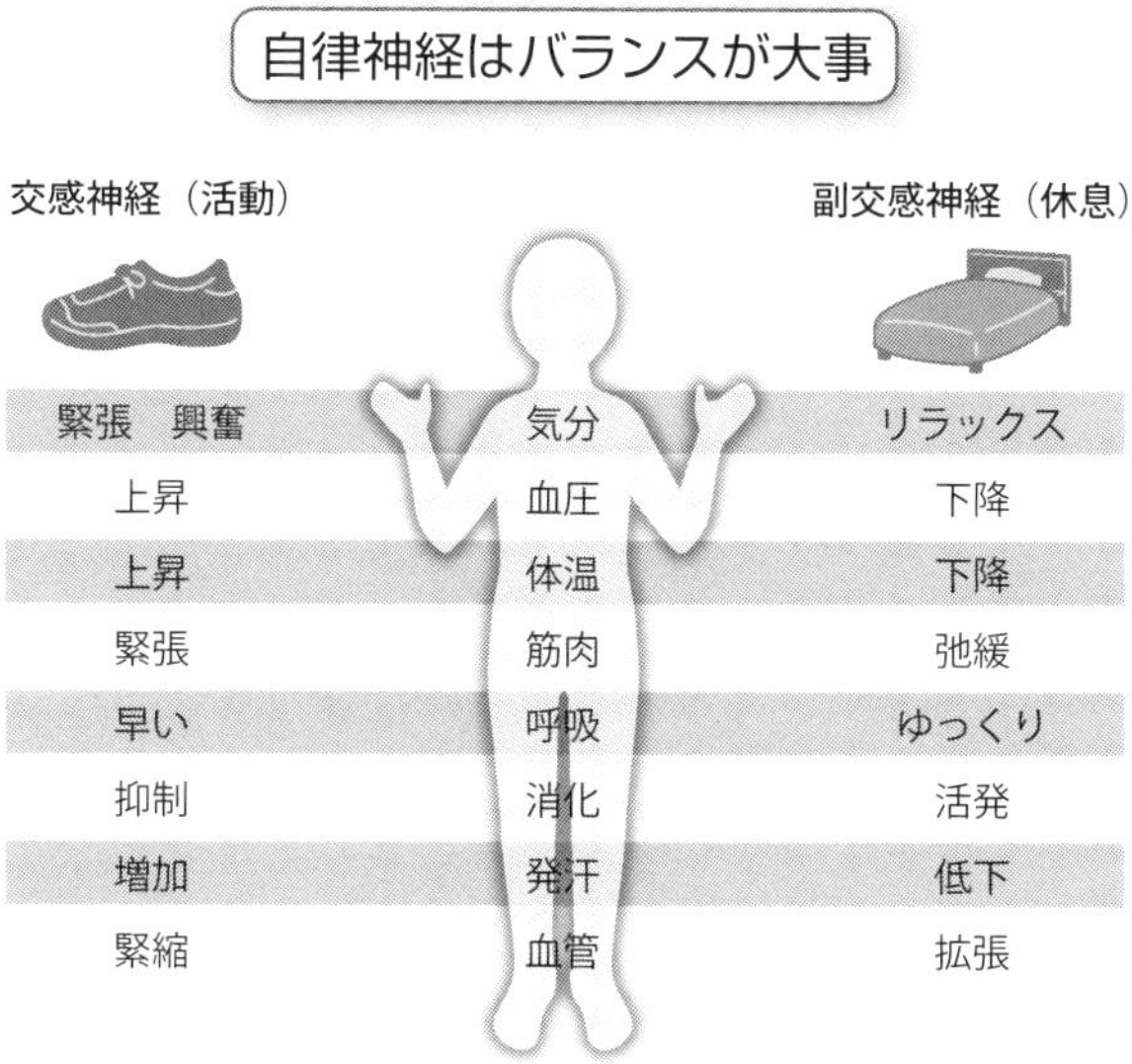

３つの体操では、とくに吐くことがポイントになりますが、これによってストレスで交感神経が優位になっている状態を副交感神経が優位な状態に変えて、自律神経を整えることができます。

副交感神経の働きがよくなると、血流がよくなりますし、デトックス効果も高まります。３つの体操では７秒かけて息を吐き、５秒かけて息を吸うのが基本ですが、これは私が臨床研究で得た結論です。

肺の仕組みとして、息を吐き出さなければ息を吸うことはできません。このとき、7秒かけて吐くと身体の骨の位置がもっともよく整うことがわかりました。これは、どの年代の方にも当てはまります。

吐いたあと5秒かけて吸うと、吐くことで整えられた骨の位置がもっとも定着しやすいこともわかりました。

身体重心の前方化にはダイエット効果も

1週間単位で行なう3つの体操と筋肉体操を9カ月続けた女性がいます。最初は腰痛改善のために行なっていたのですが、この間に体重が20キロも減っていたのです。

産後に増えた体重を減らしたいと5年間、いろいろなダイエットをしたそうですが、何をしても痩せなかったといいます。それが、腰痛改善に取り組んでいるうちにダイエットまでできてしまったので、誰よりもご本人がびっくりしていました。腰痛改善の一環で食事のバランスも調整していましたが、食事制限などは

2017年まさか私が…

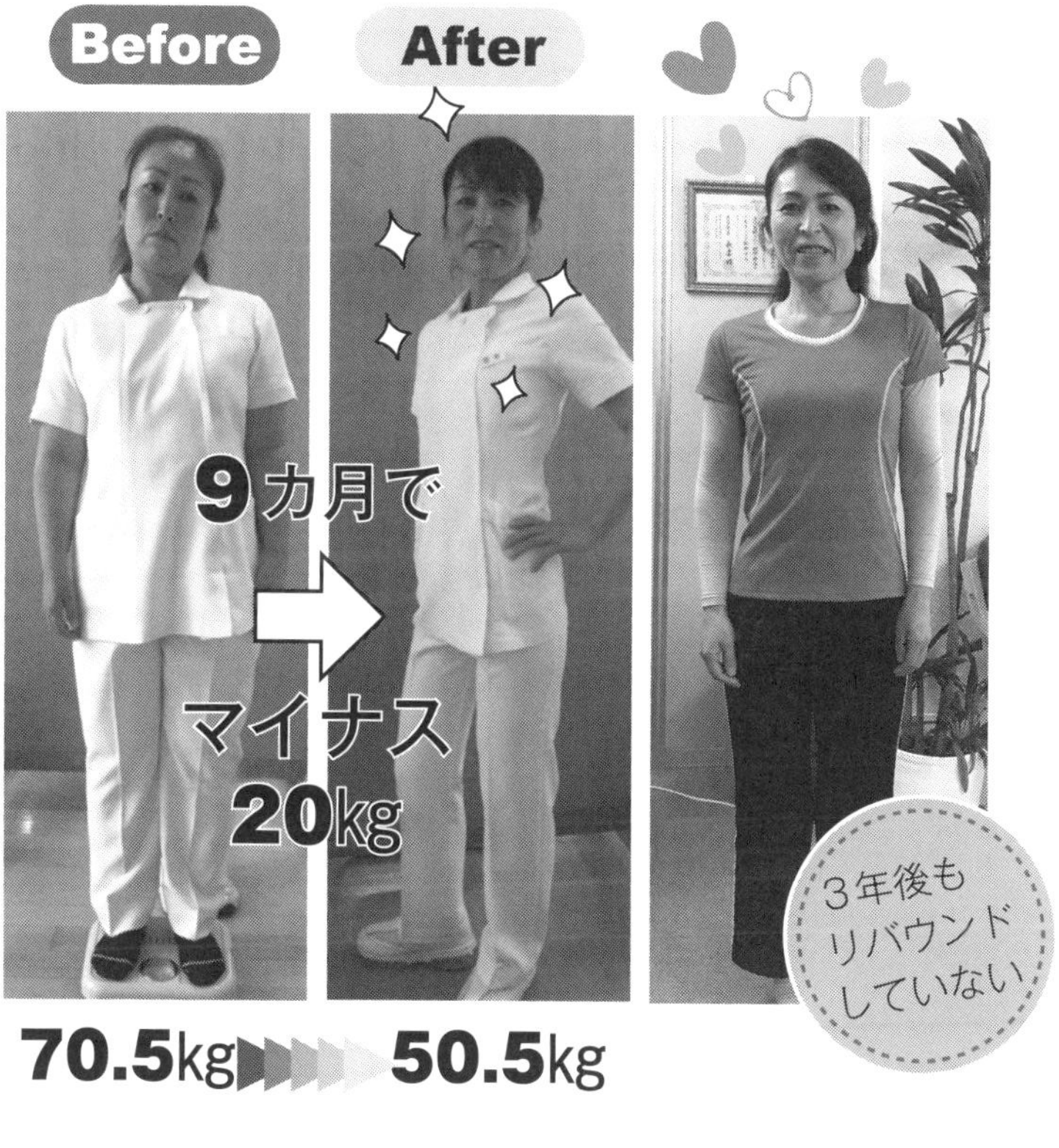
Before
After
9カ月で
マイナス
20kg
3年後も
リバウンド
していない
70.5kg
50.5kg

まったく行なっていませんでした。

この方は、妊娠前から身体重心がかなり後方にズレていて、出産後はさらに後方化が進みました。腹横筋などの筋力も低下し、呼吸はかなり浅くなっていました。

そこで3つの体操と筋肉体操に呼吸を意識しながら取り組んでいただきました。腰痛は、身体重心が前方化するに伴って改善しました。膝痛や肩痛も改善しました。

その後も3つの体操と筋肉体操を続けていたところ、呼吸が深くなり、腹横筋などの筋力もついてきました。**基礎代謝が上がり、血流も良くなり、9カ月たったころには、驚くことに体重が20キロも減っていたのです。**

それから3年経過した後でもリバウンドしていません。しかも身体重心が前方化したことで姿勢もよくなり、とても素敵な体型になっています。

5章

これが二度と痛みを起こさない身体作り

危険な腰痛3つのタイプ

腰痛の中でも、必ず病院受診が必要な腰痛があります。それは「レッドフラッグ性の腰痛」といわれる、たいへん危険なものです。この腰痛には、大きく3つのタイプがあります。

①椎体が潰れる圧迫骨折が起こっている

②両足の痺れや筋力低下が起こっている

③安静にしても痛みが取れない

この腰痛の場合は必ず病院受診が必要になります。

①は、60歳以上の方が尻もちをついたり、布団や植木鉢など重い物を持ってから痛くなったりすることで気づくことが多いものです。

②は、つまずきやすくなったり、足の指が上に上がらなくなったりすることで気づくことが多いものです。

③は、横になったり、じっとしていたりしても腰痛があります。内臓に病気がある危険性があります。

これらのどれかに当てはまる場合や、動けなくなる程の腰痛がある場合は、必ず一度病院を受診してください。

腰痛を起こしやすい生活環境・生活習慣を改善

身体重心を前方化する3つの体操や筋肉体操に取り組むと同時に、身体重心を後方化させる生活環境や生活習慣を改善することも必要です。

私がとくにおすすめしていることは次の3つです。

①座るときは、みぞおちの後ろの背骨辺りにクッションを置く

②同じ姿勢でいるときは、20分以上その姿勢を続けない

③下にある物を取るときは、必ずひざを曲げて取る

この3つを守っているだけで身体重心の後方化をかなり防ぐことができます。もう少し詳しく見ていきましょう。
①は、長時間にわたってデスクワークをされる方や長時間運転される方におすすめです。座ったまま前屈みの状態が続くと、みぞおちの後ろの背骨が後ろにズレやすいからです。これを防ぐために、背もたれとみぞおちの後ろの背骨の間にクッションを入れておくのがおすすめです。
②は、デスクワークや運転などに限らず、日常生活の中でも意識してほしいことです。私たち現代人は、同じ姿勢でいることが非常に多いからです。
デスクワークや学校などの授業で1時間も2時間も同じ姿勢で座っていたら、腰やお尻が痛くなったという経験は誰でもあるでしょう。機械でも同じ場所に負荷をかけ続けると故障しますが、人間の身体も同じです。20分に一度くらいは姿勢を変える工夫をすることで身体重心の後方化を防ぐことができます。

もうひとつ、普段、どんな姿勢で座っているかを注意してみてください。

たとえば、ソファーに深く座ったり、背もたれにもたれて座ったりしていると、尾骨付近にある仙骨で身体を保つことになります。このとき、骨盤は大きく後方

腰に負担の大きい姿勢

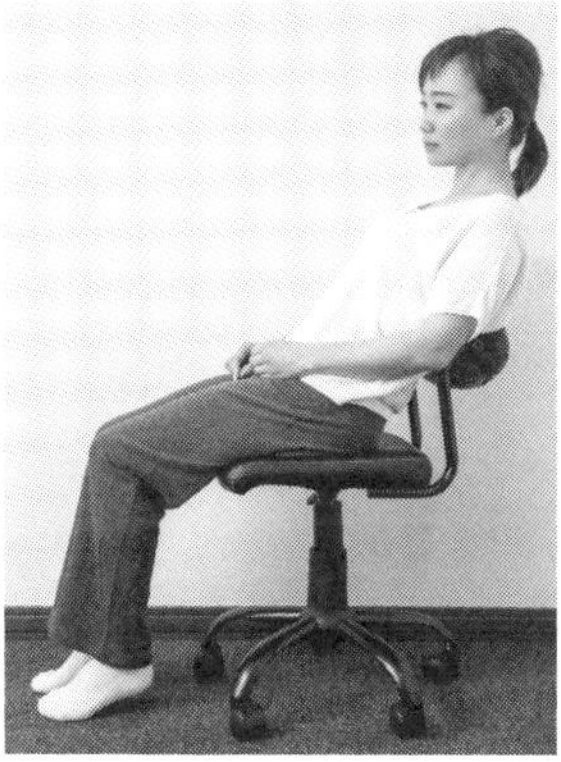

腰に負担のない座り姿勢に

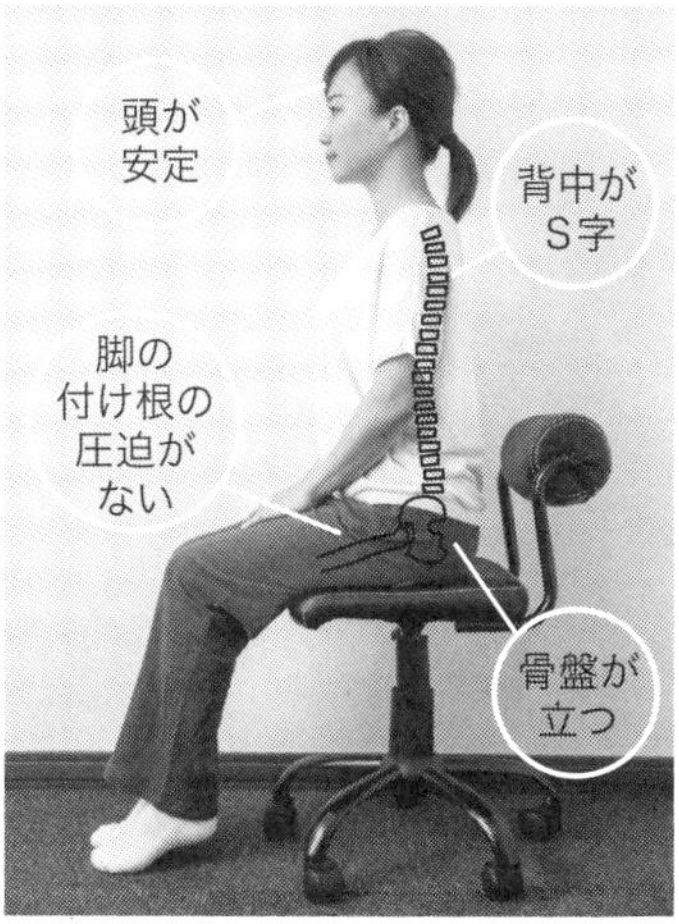

※20分に1回、1分でいいので、
この姿勢をする

を向くことになります。

この座り方だと、太ももの裏にあるハムストリングスという筋肉が短くなり、腰を支える脊柱起立筋という筋肉が引き延ばされた状態になります。この状態が続くと、股関節と背中の動きが悪くなり、やはり腰痛を起こしやすくなるのです。

ソファーや椅子の背もたれにもたれて座る姿勢が20分続くと、靱帯が伸びるクリープ現象が生じ、元の身体に戻すのに7時間必要になるという研究データも存在します。やはり、20分に1回くらいは姿勢を変えるよう意識することをおすすめします。

③は、下にある物を取るときの動作で注意してほしいことです。ひざを曲げずに腰を曲げるだけで行なっていないかチェックしてみてください。必ずひざを曲げて腰を下ろしてから物を持つクセをつけましょう。

床の物を取るときに腰の前屈姿勢で行なうと、通常の2・2倍も腰に負担がかかってしまいます。この動作が習慣になっている運送業務者や介護士さんは、腰痛の発症が非常に高いですし、ギックリ腰や腰椎椎間板ヘルニアを非常に起こしやすいのです。

左頁の下の図は、仰向けで寝ているときと、立位のときと、腰を前に20度屈めたときに、それぞれ腰にかかる負担を数値で比較したものです。立位での腰の負担を100とすると、仰向けに寝ているときの25に対して、20度前かがみのときは220、すなわち**立位の2・2倍も腰への負担が大きくなる**ことを示しています。

物を取るときの動作

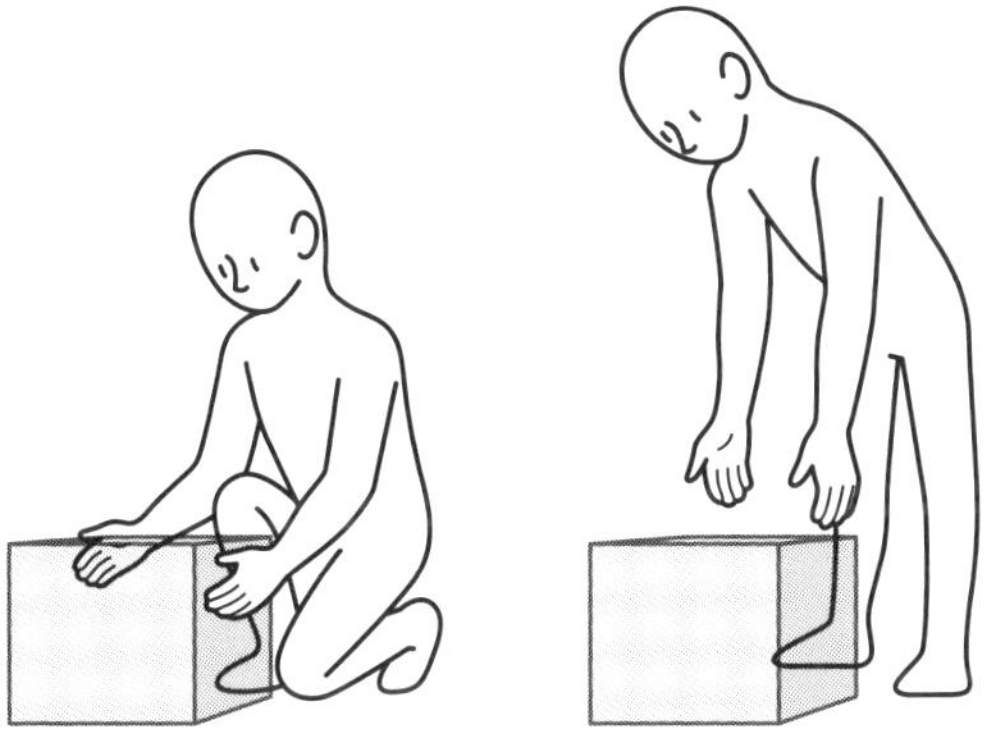

ひざを曲げてしゃがむ　　腰だけ曲げて前屈する

腰の負担のかかり方

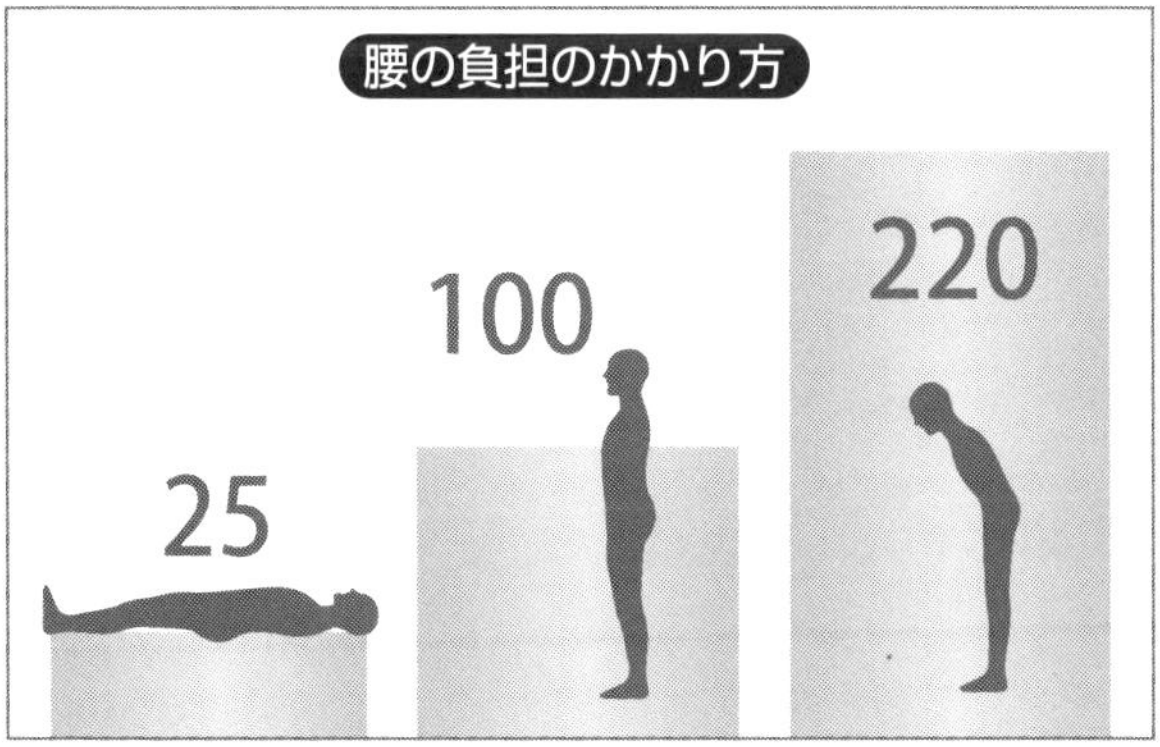

それでも日常生活では、ひざを曲げるのが億劫で、ついつい腰だけ曲げて前屈みで物を取ってしまうという方は多いようです。腰椎椎間板ヘルニアは、このような日ごろの悪い動作の積み重ねによって発症します。この癖を見直すだけでも、身体重心の後方化を防ぎ、腰痛を予防することができます。

できるだけ手術や薬に頼らず、普段の生活をチェックして、気づいたら修正していくという積み重ねが腰痛対策のいちばんのポイントなのです。

これが産後特有の腰痛への対策

私が身体重心の重要性に気づいたきっかけも産後の女性の腰痛でしたが、確かに産後、腰痛を経験する方は非常に多くいます。女性は赤ちゃんを授かり約10カ月もの間、胎児をお腹に宿します。胎児は徐々に大きくなり平均的には3000グラム前後になります。その重さを維持しようとすることで身体に変化が起こります。これが産後の腰痛につながります。

産後の腰痛の特徴は、**「胸椎後方化の持続」と「お腹の深部筋の伸張状態」、「出産に伴う骨盤底筋群損傷」**の3つです。

一つ目の「胸椎後方化の持続」とは、胸椎という胸の後ろの骨が本来の位置より大きく後方に変位した状態が続くことです。

妊娠をしてお腹の胎児を宿すと、妊婦は胎児を含めた身体を支えるために自然と身体が後方に反るような姿勢となります。胎児を守るためですから、この姿勢しかないのです。

問題は出産後です。妊娠中に反る姿勢がクセになると、産後もそのまま続いてしまいやすいのです。そのために身体重心の位置が大きく後方に変位しやすいのです。

ですから、産後の腰痛を低下させるには、この姿勢を改善するのがいちばんです。産後3カ月が経過したころから、痛みが無い程度で4章にあるフェイスタオルを使った3つの体操をはじめてみてください。

二つ目の「お腹の深部筋の伸張状態」とは、妊娠をして胎児の成長とともに腹部が大きく膨らんでくるにつれて、腹部の筋肉が大きく伸びて広がってしまうことです。その状態のお腹の筋肉は、輪ゴムと同じように強く伸ばされて、ゆるゆるになり、筋肉の働きが低下します。

腰痛を経験した人は、病院でコルセットを処方されたり、薬局で購入したりしたことがあると思います。なぜ、コルセットをすると楽になるのかというと、お腹の圧力（腹腔内圧）が高まることで体幹が安定し、腕や足に力が入りやすくなり、腰が安定するからです。

腹部の筋肉のうち、**天然コルセットのような働きをしているのが腹横筋**（33頁参照）です。ところが産後は、この腹横筋の働きが弱くなるため、そのままにしておくとコルセット効果が低下し、身体重心の後方化が進みます。そのために腰痛が生じやすくなるのです。

産後、腹横筋の働きが低下するのには胸式呼吸も影響しています。胸式呼吸だと、腹横筋を使わないため、さらに腹横筋の働きが低下してしまうのです。そこで、**3つの体操を呼吸を意識しながら行なっていると、自然に腹式呼吸で腹横筋**

を使うようになります。お腹から7秒吐いて5秒で吸うことを徹底してください。

三つ目の「出産に伴う骨盤底筋群の損傷」とは、産道にある骨盤底筋群（110頁の図参照）という筋肉が出産に伴って損傷することです。

自然分娩で出産しますと、分娩時に膣を閉じたり開いたりする骨盤底筋群の損傷が高確率で起きます。骨盤底筋群という筋肉は、子宮や腸などの内臓を支えていますから、この筋肉が損傷すると、内臓が落下しやすくなるのです。そのために、子宮脱や膣脱が起こることもあります。

帝王切開による分娩の場合は、メスをお腹に入れます。人間の身体のどの部分を切離しても同じですが、切離された箇所では必ず筋力低下が起こります。帝王切開の場合は腹横筋が切離されますが、この筋肉は筋膜という組織で骨盤底筋群と繋がっています。ですから、帝王切開をしますと、腹横筋が切離されることで骨盤底筋群の働きも低下しやすくなるのです。

私が整形外科に勤務していたとき、産後の腰痛で治療ベッドに座ることさえ困

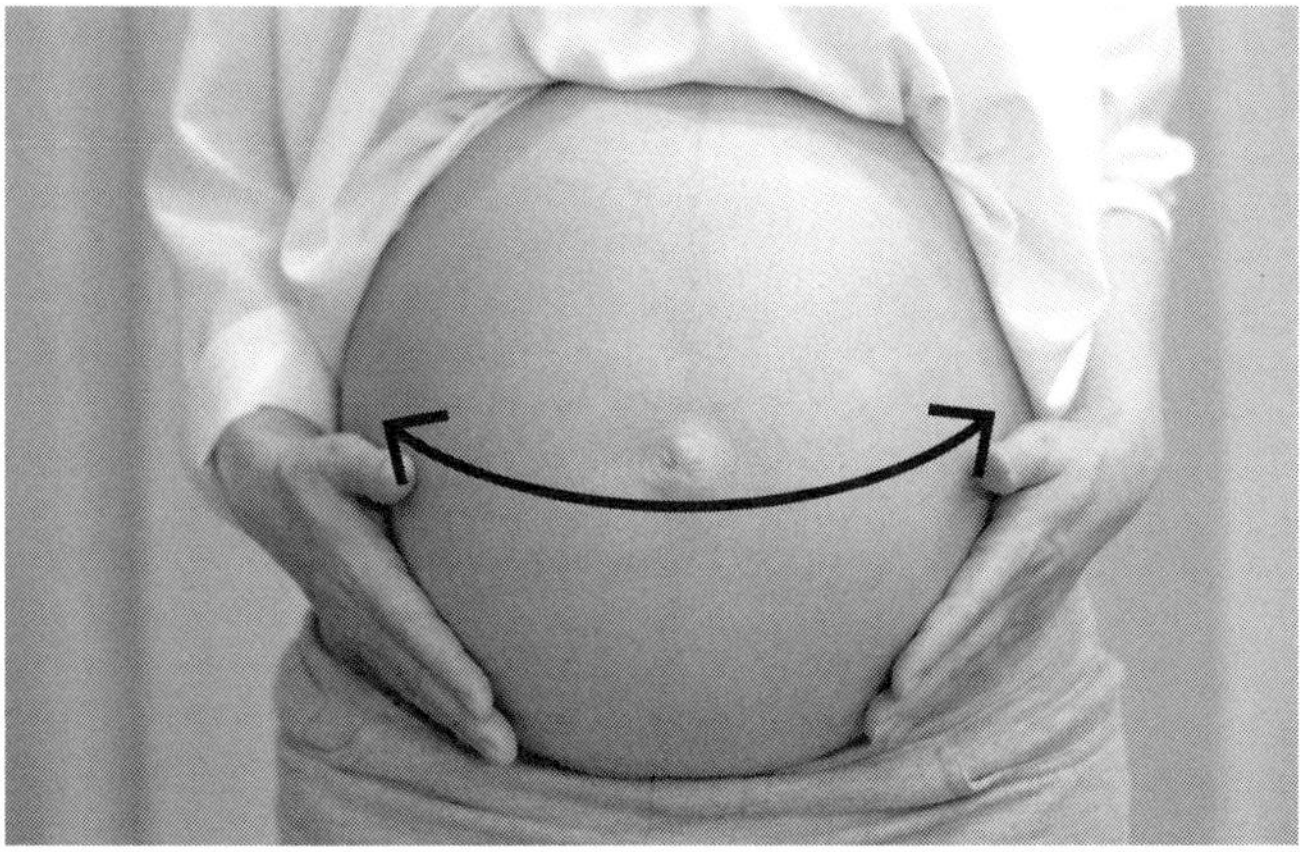

お腹がこんなにも引き伸ばされる

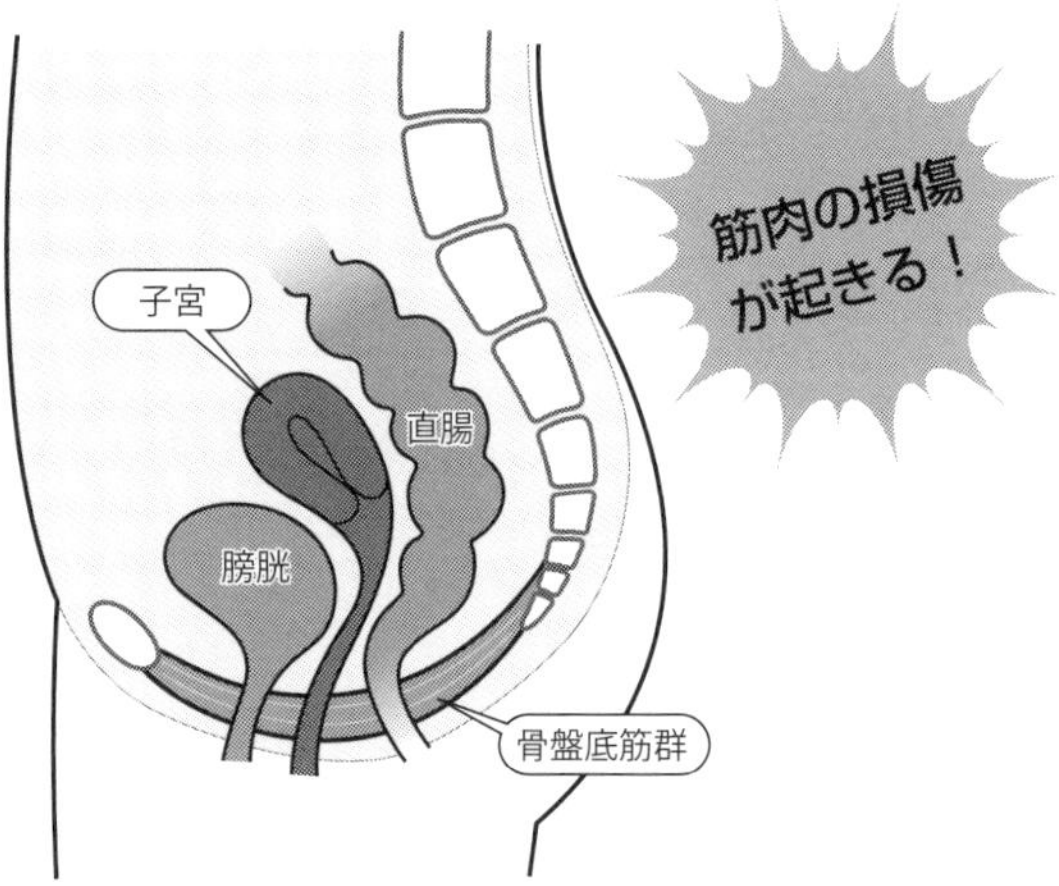

難な女性がいました。検査の結果、骨盤底筋群の筋肉が損傷して固まっていることがわかったので、これをゆるめて解放する施術を実施しました。

呼吸は胸式呼吸になっていたので、腹式呼吸を意識してもらいました。そうしていると、腰痛がどんどん軽減していき、座ることが可能になりました。

自宅では、3つの体操と腹横筋を中心に筋肉体操を続けていました。すると1カ月後には、腰痛がまったくない状態になったのです。

若いときは骨盤底筋群や腹横筋がある程度維持されているので、日常生活では腰痛が起こるまでにはならない場合もありますが、産後はこの2つの筋肉が弱くなり、身体重心が後方化して腰痛を引き起こしやすいのです。ぜひ3つの体操と筋肉体操を行なってみてください。必ず産後の腰痛対策になるでしょう。

何となく運動しても腰痛改善は望めない

腰痛を改善するには、運動も必要です。もちろん、何となく身体を動かしていても効果はあまり期待できません。身体重心を意識して行なうことがポイントです。

最近、身体を整えるためのエクササイズのひとつとしてヨガが注目されていますが、柔軟性を重視した考え方を持っている方が多いようです。ところがこうしたヨガは、その本質からズレているように感じます。

ヨガは、心と身体を自分でコントロールすることが本来の目的です。つまり、柔軟性を高めることより、ヨガのポーズをとることで、心と身体が繋がっていることを体感するのです。ただ柔軟性を高めようとしても、腰痛の改善にはなりませんし、ケガをしてしまう恐れもあります。

私は、たくさんのヨガインストラクターの腰椎椎間板ヘルニアの治療をしてきました。そのなかでとくに多い患者さんは、柔軟性を重視したヨガの先生です。

本来、しっかりと知識をもってヨガに取り組めば腰痛にとっても大きな効果があります。それは、ヨガの効果を検証したデータからも明らかな事実です。私は、ヨガの身体と心を繋げる運動とインナーマッスルをトレーニングする運動を組み合わせて取り入れています。

腰痛は食事とも深く関係

腰痛は食事とも深く関係しています。ここでは3つの点から整理してみます。

第一は、筋肉が固まり循環が悪くなることで腰痛が生じている場合です。生命活動を維持するためには、酸素や栄養素、ホルモンなどが細胞や組織に運ばれ、不要になったものは再び元に戻ってくるという循環が必要です。心臓、血管、リンパ管などがその役割を担っています。ところが、筋肉が固まると、この循環が悪くなるため、腰痛も生じやすくなるのです。

それを防いで循環を良くするには、食事としては血液をサラサラにしてくれる食べ物が必要になります。具体的には、納豆やイワシ、サバなどの青魚やしょうがなどです。とくに納豆には、血栓を溶かし、血液を綺麗にする作用もあります。また、しょうがは身体を温め、血流量を増加させる作用があります。

第二は、腰部付近の組織が損傷して炎症が起こり腰痛を生じさせている場合で

す。このときは炎症を長引かせるような食事は摂らないようにします。とくに控えたいのは、喫煙、過剰なお酒、過剰な糖分摂取、添加物などの化学物質です。

これら4つはきわめて酸化ストレスが強く、がんなどの生活習慣病の予防のためにも控えたいものです。腰部の炎症の軽減のためには緑黄色野菜の摂取も強くおすすめします。

第三は、腰痛による痺れがある場合です。坐骨神経痛や腰部脊柱管狭窄症などにより足の痺れがあることもあります。このような痺れを軽減してくれる食事の代表は、ビタミンB群です。なかでもビタミンB_{12}の摂取をおすすめします。

腰部椎間板ヘルニアにより腰痛と足の痺れが生じている患者さんがいました。この方の腰痛はリハビリにより改善しましたが、痺れはいっこうに改善しませんでした。痺れを改善することは医学的には難しいと医師より説明を受けていました。

私は、それでもご自分で何かできることはないかと考え、食事の内容をお聞きしました。その患者さんはタバコをよく吸いますし、お酒もよく飲む方でした。そのために、多くのビタミンが消費されていると思われました。そこで、禁酒と禁煙をおすすめし、必ず毎日鯖缶を食べてもらうことにしました。

それだけでビタミンB群を補うことは難しいと思われたため、サプリメントも併用しました。その結果、1カ月後から徐々に痺れが減り、2カ月後には気にならない程度にまで痺れが消えたのです。

サプリメントについては、健康ブームでいろんなサプリメントが出回っています。ネットでの購入も簡単にできます。しかし、選択を誤ると、逆に健康被害を生じる可能性もあります。口から入れたものは、必ず身体に影響を及ぼします。自分の身体の状態に合ったものを的確に選ぶことが難しいというのが本当のところです。

もし、どれがいいか迷うようでしたら、まずは、自分の身体に必要な食事をしっかり摂ることから始めてみてください。

腰痛には精神的な影響も大きい

腰痛とストレスについての研究が近年さかんに進められています。その結果、腰痛だからといって、必ずしも整形外科が扱うのではなく、精神科医と連携して行なわれることも増えています。腰痛には、精神的な影響も強く関係していることがわかってきたからです。

その治療法は「リエゾン療法」といって、整形外科、心療内科、精神科など複数の科の医師が連携して行ないます。

たとえば、腰痛のために自分はできないことばかりだと考えてしまう人がいます。そうしたネガティブな思考に陥ると、自律神経の交感神経が優位な状態が続き、セロトニンやノルアドレナリンなど痛みを和らげるホルモンの分泌が低下します。しかも、交感神経が優位になると血流障害も起こるため筋肉が硬くなります。こんな状態では、腰痛も回復しにくいのです。

腰痛でもできることがあるはずだと前向きに考えて、少しずつ身体を動かしたり、好きな事、楽しい事をやったりしたほうがいいのです。もちろん腰に負担にならない範囲で、ということですが、そうしていると、「今日は痛みがあったがここまでできた」とか「昨日より痛みが減っている」などと、何より考え方が前向きになっていきます。

私は、自分の腰痛に「ありがとう」と言ってみてくださいと伝えています。じつは、腰痛は身体を休めるチャンスを与えてくれますし、生活のクセを見直しなさいというサインでもあります。身体も機械と同じで、同じ使い方をしていると、どこかに必ず歪みが出てきますからメンテナンスが必要なのです。

ですから、腰痛が生じたら感謝して、生活を見直してみましょう。何気なくやっている身体の使い方のクセが見えてくると思います。足を組むクセ、車で肘をつきながら運転するクセ、座っているときのクセ、さらには食べ物のクセも。

クセが見つかったら、それと反対のことをやってみてください。これも腰痛の改善や予防に役立ちます。

おわりに

私はこれまで、医療の現場で8年間、理学療法士として勤務してきました。そこで、医学的な知識を踏まえながら、理学療法による解剖学・運動学・生理学・整形疾患などの知識を多く学んできました。

その経験のうえに、腰痛に対しても研究を重ね、より効果の高い改善法を整理し、施術の場で実践してきました。

本書で紹介した腰痛の改善法を確立できたのは、多くの先輩方の努力の賜物と強く感じています。とくに大崎泰医師、松田弘彦医師、松田虎洋医師、そして理学療法士の荒木秀明氏、菅谷涼氏にはたくさんのことを学ばせていただきました。ここに深く感謝の気持ちを伝えたいと思います。ありがとうございます。

今後は、この改善法をできるだけ多くの臨床の場に還元することが私の役割だと考えています。目標は、「日本の腰痛をゼロにする」ことです。すでに伊藤超短波株式会社のご協力で多くの治療家の方々にも講演する機会が増えています。
最後に今回の出版のきっかけをつくってくださった株式会社ボディボックスの太田優士社長、多くの人に伝わるように丁寧に編集をしてくださった総合出版コスモ21の山崎優社長に感謝を捧げます。

２０２０年７月

酒井　隼

参考文献

『非特異的腰痛の運動療法』（荒木秀明　医学書院）

『骨盤・脊柱の正中化を用いた非特異的腰痛の治療戦略』（荒木秀明　医学書院）

『Ｓｐｉｎｅ　Ｄｙｎａｍｉｃｓ療法２０１２』（心と体のリハビリテーション研究会）

『筋骨格系のキネシオロジー』（Ｄｏｎａｌｄ　Ａ　Ｎｅｕｍａｎｎ　医歯薬出版株式会社）

『ここがポイント！整形外科疾患の理学療法』（金原出版）

『骨盤帯臨床の専門的技能とリサーチの統合』（Ｄｉａｎｅ　Ｌｅｅ　医歯薬出版株式会社）

『理学療法　特集重力と理学療法Ⅰ・Ⅱ』（メディカルプレス）

『結果の出せる整形外科理学療法』（山口光國ら　ＭＥＤＩＣＡＬＶＩＥＷ）

『整形外科理学療法の理論と技術』（山嵜勉　ＭＥＤＩＣＡＬＶＩＥＷ）

『慢性疼痛疾患患者と健常人における筋質量（％ＭＶ）と体重支持指数（ＷＢＩ）の比較検証』（嵩下敏文　脇元幸一　渡邊純）

治療家が知りたがる腰痛改善法
1日5分「3つの体操」で体の重心を変えるだけ

2020年 8 月7日　第 1 刷発行
2021年11月1日　第 3 刷発行

著　者——酒井 隼

発行人——山崎 優

発行所——コスモ21
〒171-0021　東京都豊島区西池袋2-39-6-8F
☎03(3988)3911
FAX03(3988)7062
URL http://www.cos21.com/

印刷・製本——中央精版印刷株式会社

ISBN978-4-87795-389-8 C0077